JN220193

楽しく
はじめる

イラストでよくわかる

ダウン症
リハビリテーションガイド

改訂第2版

編集　山本良彦

長野保健医療大学保健科学部
リハビリテーション学科 理学療法学専攻

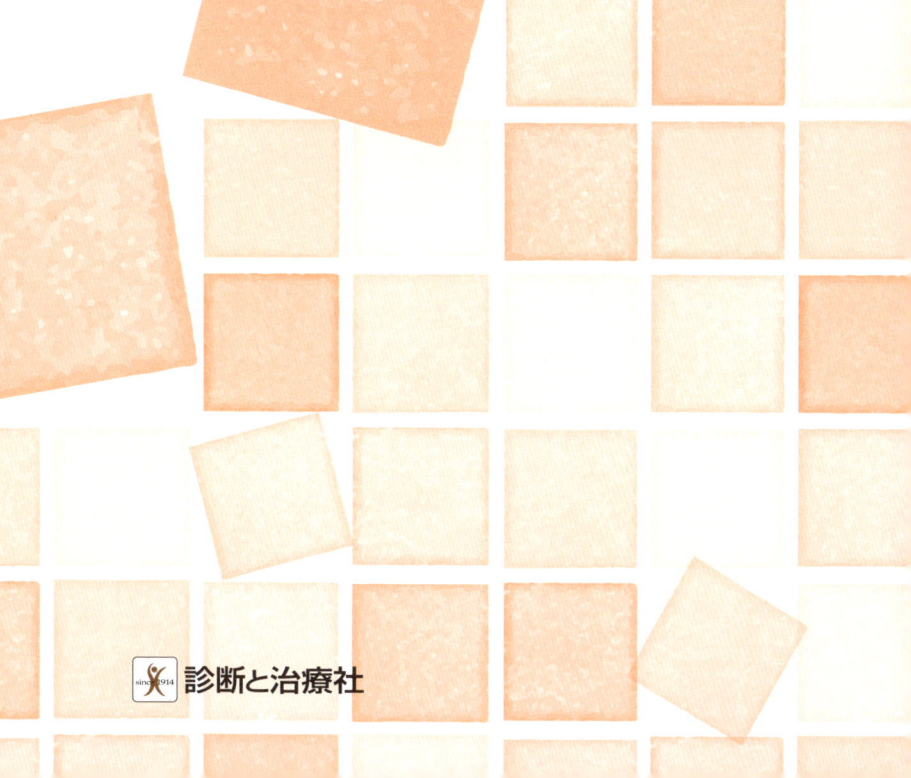

診断と治療社

改訂第2版の序文

　本書の初版が出版されて11年になります．初版はダウン症の方が有する障害に関する誤解や先入観を払拭して，支援の糸口になってくれることを目的に執筆しました．この10年間でNIPT（新型出生前診断）を取り巻く環境も変化し，検査ができる病院の増加などの社会的変化が見られ，染色体異常症に対する関心は高まったと思います．しかし，残念なことに検査結果が陽性だった場合に妊娠中絶につながってしまうケースが多いという結果も出ています*．どのような選択であっても，ご家族が葛藤の中で決断されたことであるので，それは十分尊重すべきであると考えます．ただ，このような結果を見ますと，障害を持った子の育児がまだ安心してできる環境にはなっていないということを痛感します．

　現代の日本においては，人々の平均寿命は延びましたが，単に寿命が延びたことを喜ぶだけではなく，人生100年時代に向けて青年期，高齢期の生き方や働き方を考えなくてはなりません．当然のことながら，ダウン症の方々の平均寿命も延び，高齢期の生き方を考える必要も出てきました．時には適応障害（急激な退行現象）などの問題が生じることもありますが，原因を理解し対策やサポートを考えることはできます．

　青年期以降のダウン症の方々が社会参加し活躍している様子が，新聞やTVニュースなどで紹介されることも多くなったように思います．小児期における療育はもちろん重要ですが，その後の社会参加のあり方に目を向けることも大切です．この改訂第2版では第5章として「高齢期の生活支援」を新たに加え，既存のいくつかの章についても使用したデータや引用を見直しました．小児期から高齢期までを通した一連の発達の知識によって，小児期の療育に対する安心感も増すのではないかと思います．

　ダウン症の方々が日常生活を送るうえで，まだ多くの課題はありますが，本書を参考にしていただき，少しでも解決に近づけていただきたいと思います．なお，本書はダウン症の方のご家族やリハビリテーション専門職の入門者に向けて執筆しています．今回の改訂第2版もダウン症の方々への発達支援についての導入書としてお使いいただき，さらにダウン症の方々への理解を深め，発達支援，自立支援のガイド（手引書）としていただければ，これ以上の幸せはありません．

　2024年7月

山本良彦

---

*NIPTコンソーシアムの調査によると，2021年現在までのNIPT（新型出生前診断）において，21トリソミー1,034例に対し899例の妊娠中断（約87%）があったことが報告されました（https://jams-prenatal.jp/testing/nipt/follow-up-survey/）．

初版の序文

　ダウン症は，染色体異常の中ではもっとも頻度が高い疾患の一つであるといえます．誰にでも起こる可能性があり，とくに高齢のお母さんから生まれる頻度が高いことは多くの人々が知っています．しかし，自分の家族に起こるとは誰も思っていません．ダウン症児を授かったことを知った家族は，それが出産前でも出産後でもショックを受け動揺します．その要因の一つに，一般的な子どもの成長・発達とは異なることが強調され，育児への不安を高めるネガティブな情報が多いことが挙げられます．しかし，その子の命と付き合ってみると，この事実は想像していたほどには悲惨ではないことがわかります．

　平成25年4月から，一定の制限のもとに新しい出生前診断が実施されるようになり，胎児のうちに比較的安全に，そして高い確率で「ダウン症候群（21トリソミー）」「エドワーズ症候群（18トリソミー）」「パトー症候群（13トリソミー）」の3つの染色体異常の診断を行うことができるようになりました．この出生前診断によって精神的，経済的，環境的に準備をする時間的余裕が得られることは明らかです．診断結果を受けて育てる決断をするのか，育てることをやめる決断をするのか，それは両親や家族がさまざまな背景の中で悩み，決めることですので選択に良いも悪いもありません．

　しかし，誤解や先入観だけで妊娠中絶を選択してしまう人もいます．出生前診断の検査結果が「陽性」であれば「妊娠中絶」という短絡的な考えに至る理由は，「ダウン症はどのような障害なのか」「ダウン症の人はどのように生きているのか」を想像できないことによります．「染色体異常」という診断名から抱くイメージはたぶんネガティブなものです．「こんな困ったことがあるけど，こんな方法で解決できるよ」という情報があれば，出生前診断の持つ意味もポジティブにとらえられるのではないでしょうか．

　本書はダウン症児の家族や，リハビリテーション専門職の入門者のために支援における糸口となることを願いながら書きました．そして，難しい説明はできるだけ省いて大切な部分をイラストや表を用いてわかりやすく示すことを心がけました．ここに書かれているリハビリテーションの内容は，ただ筋力を強くしたり，できない動作を繰り返して練習したり，単語をたくさん覚えさせるというものではなく，全項を通して「学習理論」「環境における動作や行為」「経験を裏付けとした言葉」などを重視し，機能や能力だけで子どもを見ないように配慮しています．また，ダウン症の人々は発達の経過に個人差が大きく，「何歳何カ月でこんな発達です」と言えないことが多いので，「いつできるか」ということよりも「何ができるか」という視点で発達をとらえるようにしました．

　本書を手にされた方々は「支えてくれる人たちがたくさんいる」「ダウン症で生まれても育てていける」という想いになっていただけることを心より願っております．本書のタイトルにもあるように「リハビリテーション（全人間的復権）」の「ガイド（手引書）」として活用していただければ幸せです．

　2013年11月

山本良彦

Contents

執筆者一覧

編集者・執筆者

山本良彦（やまもと　よしひこ）

長野保健医療大学保健科学部リハビリテーション学科 理学療法学専攻 准教授

《学歴》

1990 年	信州大学医療技術短期大学部理学療法学科卒業
	理学療法士免許取得
2017 年	聖徳大学児童学研究科児童学専攻博士前期課程修了
2022 年	認定理学療法士（発達障害）

《職歴》

1990 年	長野県厚生連リハビリテーションセンター鹿教湯病院勤務
1993 年	稲荷山医療福祉センター勤務
2000 年	四徳学園長野医療技術専門学校勤務
2015 年	四徳学園長野保健医療大学 助教
2019 年	同大学 講師
2023 年	同大学 准教授

執筆者

竹内ちさ子（たけうち　ちさこ）

稲荷山医療福祉センター リハビリテーション部　主任言語聴覚士

《学歴》

1998 年 3 月	麻布大学獣医学部動物応用科学科卒業
2000 年 3 月	国立身体障害者リハビリテーションセンター学院言語聴覚学科卒業
2013 年 9 月	東京未来大学子ども心理学部子ども心理学科通信教育課程卒業

《職歴》

2000 年 4 月	稲荷山医療福祉センター勤務

ダウン症の基礎知識

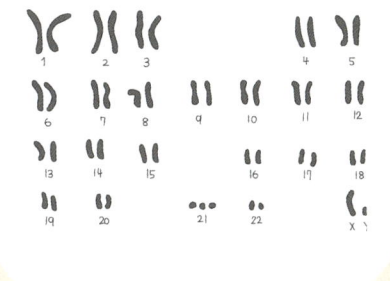

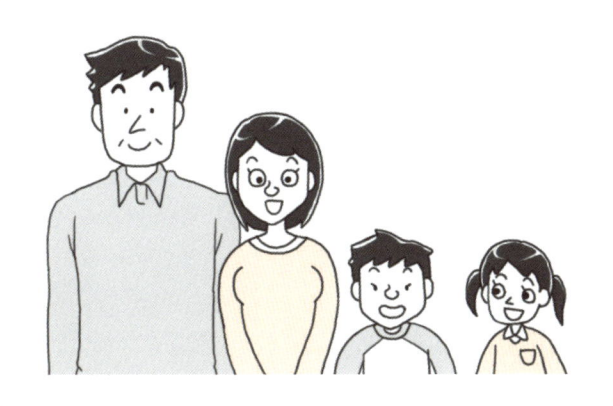

A. ダウン症とは

1 染色体について

　染色体は，ヒトの身体の構造や機能を決定する設計図であるDNAの二重らせんが折りたたまれてできています．その設計図には，生命に関わる情報やヒトとして特別な機能や能力を発揮するための情報が書き込まれています（図1）．

　私たちの身体を作っている細胞の核の中には，この染色体が23対，46本あります．大きい染色体から順に1番，2番…と番号を付け，22番までは常染色体（22対）と呼ばれます．この他に性染色体（1対）と呼ばれる染色体が男性ではXYの2本あり，女性ではXXの2本あります．これが男性と女性の特徴を決めています．

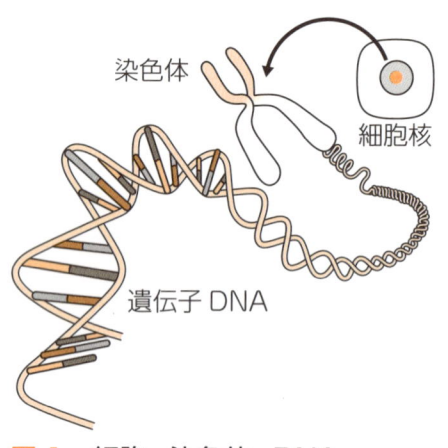

図1　細胞，染色体，DNA

　ダウン症の人は21番目の染色体が3本あるので「21トリソミー」と呼ばれます（図2）．21番目の染色体は比較的小さいので生命に関わる情報も少なく，多くの21トリソミーの場合は生まれて生存することができます．しかし，番号が小さく情報の多い染色体に異常があると，生命に関わる多くの重要な情報に問題が生じるため，生存そのものが難しくなってしまいます．

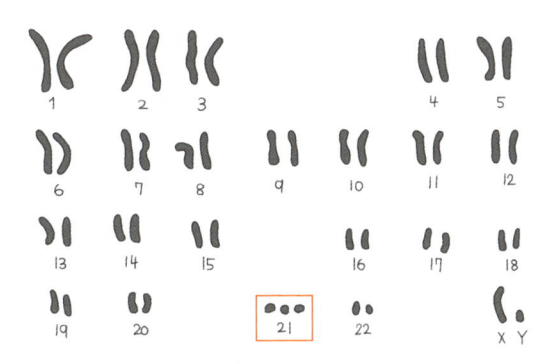

図2　ダウン症の染色体

2　ダウン症の分類

　精子や卵子が作られるときに，染色体はそれぞれ減数分裂しますが，何かのきっかけで分裂せずに21番目の染色体が1本多いまま胎内で育ってしまうことがあります．ダウン症の人の95％程度がこのタイプと言われています．これは標準型21トリソミーと言われます．

　また，21番染色体の過剰に存在する1本が，他の染色体に付着（転座）したものを転座型ダウン症と言います．その他に受精卵が細胞分裂する過程で染色体不分離を起こし，21番目の染色体にトリソミーが生じるタイプもあります．この場合，一人の細胞の中に正常な染色体数の細胞と21トリソミーの細胞がモザイクのように入り交じっているので，モザイク型ダウン症と呼ばれます．モザイク型は全体の1～3％と言われています．モザイク型の場合，標準型に比べると障害の程度は軽度になる傾向があります．

表1　ダウン症の分類

分　類	染色体の様子	割　合	遺　伝
標準型21トリソミー	すべての（ほとんどの）細胞の21番染色体が3本ある．	約95％	子どもに突然起こるもので，両親の染色体は正常．
転座型ダウン症	21番染色体の一部が，他の染色体に付着している（14番染色体との間で生じることが多い）．	約2～4％	半数が染色体の不分離によるもので，半数が遺伝によるもの．
モザイク型ダウン症	21トリソミーの細胞と正常な細胞が混在している．	約1～3％	一般的には両親の染色体は正常．

3　ダウン症の原因

　細胞分裂して新しい細胞を作るときに，その核の中にある染色体は情報をコピーして分裂しますが，中にはうまく分裂できない染色体もあります．その原因として下記のような仮説がありますが，現在のところまだはっきりとは解明されていません．ただ，お母さんの出産年齢と関係が深く，出産年齢が高くなるとダウン症の出生頻度が高くなることが知られています．これは，卵子の過熟（老化）が原因とも言われています．女性は生まれたときからおよそ 200 万個の限られた卵子を持っていて，それらは時間が経てば老化します．それにより，ダウン症に限らず染色体異常が生じる確率は高まります．もちろん精子も老化しますが，卵子と異なり毎日生産されていて，どんどん使えば新しいものになります．

ダウン症と関連性があると思われることがら
- 親に染色体異常があること
- 母親が高齢であること
- 父親が高齢であること
- 自然流産の既往があること
- 母親が糖尿病などに罹患していること　など．

B. ダウン症の病態

1 ダウン症の障害像

　ダウン症は，心臓疾患，呼吸器疾患，骨・関節疾患，消化器疾患，皮膚疾患，眼科疾患，耳鼻咽喉科疾患，口腔・歯科疾患，脳・精神疾患など，さまざまな疾患を合併することがありますが，それらは必ず生じるわけではありません．また，新生児期，乳児期には哺乳不良により発育がなかなか進まないことがあります．幼児期には姿勢保持や移動運動能力に遅れがみられ，学童前期から青年期にかけては運動発達，知的発達，言語発達，認知発達，基本的生活習慣などに遅れや障害がみられます．

　青年期以降には急激な退行を示す場合もあり，心理的な問題や対人関係の問題を抱えることもあります．ダウン症の人の平均寿命は短く，成人することは難しいと言われた時代もありました．しかし，感染症治療の進歩，心臓疾患をはじめとする合併症の管理が向上したことにより，現在では「5歳まで生きられたら30歳まで生きる確率は80%，50歳まで生きる確率は60%で，平均寿命は50歳半ばである[1]」と述べている研究者もいます．

　男性の場合，モザイク型を除きすべて不妊となります．女性の場合，多くは妊娠が可能ですが，胎児のダウン症発症率は50%です．ただし，多くは自然流産となると思われます．

　ダウン症の人は特徴的な顔立ちをしており，皆さんとても似ています．しかし，同時にお父さん，お母さん，きょうだいとも非常によく似ています．年に4回ずつ，もう20年近く実施しているダウン症児の体力測定「あんぱんくらぶ」（p96参照）に家族で参加される人も多いのですが，そこでお会いするとお父さんとお母さんによく似ていて「21番染色体が3本ある以外は，お父さんとお母さんの形質を受け継いでいる」ということを実感します．

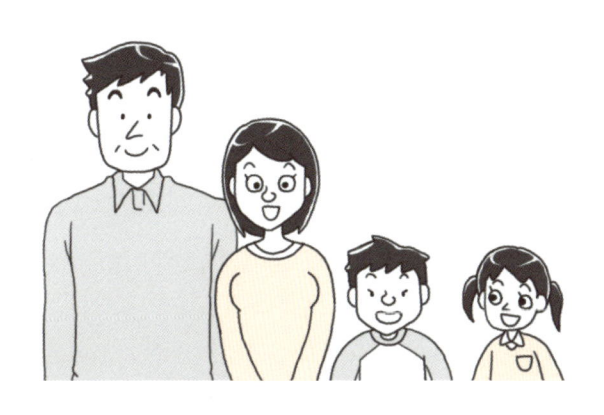

　また，ダウン症者の高齢化に伴って，40 歳以降にア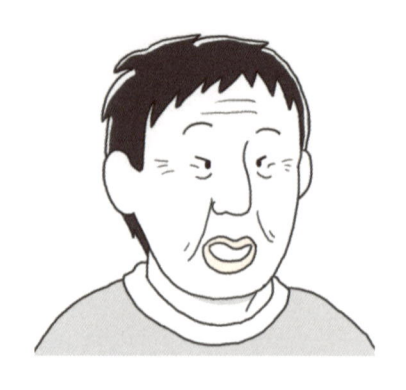ルツハイマー病を高確率で発症することもわかってきました．

　ダウン症の人は見た感じや行動の仕方など，全体の印象が似ているので「ダウン症」とひとくくりで言い表されることが多いのですが，一人ひとりの人格があり，個性があり，それぞれの人生があることを忘れてはなりません．

2　ダウン症の出生頻度

　そして，ダウン症児の出生頻度[2]（**表 1**）は，人種を問わず 1/600〜1/1,000 と言われています．しかし，国別でみるとやや出生頻度が異なり，その国の医療制度や染色体異常に対する考え方に影響されることもあると思われます．

　日本におけるダウン症の年間予測出生数は約 2,200 人（1 万人あたり 22 人）であり，ほとんど変化していないと言われています[3]．

　標準型 21 トリソミーの場合，同じ親から再び 21 トリソミーの子どもが生まれる確率は 202 例のうち 3 例であったという報告もあります[4]．要するに，染色体異常の反復発生率はやや高いものの，過剰に心配をする必要はないということです．また，ダウン症児の出産数の年齢別割合は 30 代の女性に多く，これは出産に適した年齢であるので当然であると言えます．

表 1　母親の出産年齢とダウン症児の出生頻度[2]

母親の出産年齢（歳）	ダウン症児の出生頻度
15〜19	1/2,400
20〜24	1/1,500
25〜29	1/1,200
30〜34	1/900
35〜39	1/300
40〜44	1/100
45〜49	1/40

3 身体的な特徴

ダウン症は特徴的な顔貌などから，新生児期から診断がつくことが多い疾患です．代表的な身体的特徴を**表2**[5)]に示します．しかし，これらはダウン症に特異的な症候ではなく，他の染色体異常でも生じることがあります．

表2 ダウン症児の身体的特徴[5)]

①短頭（後頭部扁平）	⑥耳輪内転	⑪第5指短小	⑯筋緊張低下
②大泉門開大，小泉門開大	⑦鞍鼻（低い鼻背）	⑫第5指内彎	⑰腹直筋離開
③眼裂斜上	⑧狭口蓋	⑬第1趾，第2趾間開大	⑱停留精巣
④内眼角贅皮	⑨短頸	⑭手掌の猿線	⑲小陰茎
⑤小さい耳介	⑩短指	⑮母趾球部脛骨側弓状紋	

4 知的・性格的な特徴

行為や気持ちの加減が難しいという特徴を持つ人が少なくありません．たとえば，手をつなぐ場面においては，手を握ってくれなかったり，握る手に力が入りすぎたりします．また，他者との距離感では，非常に近くなったり，まったく関わりが持てなくなったりすることがあります．思いが強すぎて非常にこだわったり，逆に全然興味を持たず無頓着になったりすることもみられます．一人の中にさまざまな方向に極端な性格がみられるように思います．おもな知的面・性格面における特徴を**表3**に示します．

表3 ダウン症児者の知的・性格的な特徴

A 知的面	
良好な項目	**難しい項目**
①物の名称と理解	①比較判断
②操作	②短期記憶
③空間認知	③類推
④概念理解	④数の概念
⑤音楽による表現	
B 性格面	
①非常に素直なときと，非常に頑固なときがある	
②非常に大胆に振る舞うときと，緊張してしまうときがある	
③反応の乏しいときと過剰な反応をするときがある	
④その場面に合わせた行動が難しい	
⑤警戒心があまりない	

C. ダウン症の併存症

1 幼児期

ⓐ 心疾患

ファロー四徴症（心室中隔欠損，肺動脈狭窄，大動脈騎乗，右室肥大）　心房中隔欠損症
房室中隔欠損症　動脈管開存症

ⓑ 消化器疾患

十二指腸狭窄・閉鎖　鎖肛　ヒルシュスプルング病

ⓒ 皮膚疾患

皮膚角化症　皮膚乾燥症　アトピー性皮膚炎

心臓の構造

2 学童期

ⓐ 代謝異常

肥満

ⓑ 血液疾患

白血病

ⓒ 自己免疫疾患

慢性甲状腺炎（橋本病）

ⓓ 眼科疾患

先天性白内障　斜視　遠視　近視　乱視　逆さまつげ　眼振

ⓔ 骨関節疾患

漏斗胸　脊柱側彎症　環軸椎不安定症（亜脱臼）　外反扁平足

ⓕ **耳鼻咽喉科疾患**

難聴　中耳炎　アレルギー性鼻炎　副鼻腔炎

ⓖ **口腔・歯科疾患**

舌突出*　かみ合わせ不良　歯並び不良　高口蓋**

*舌突出：

　舌も筋肉でできているので，筋緊張が低いと緩く広がってしまい舌が大きく見えます．また，高口蓋がみられる場合は，口腔内のスペースが狭いために口の中に舌をしまっておくことが容易ではなく，舌を口から出していることがあります．

**高口蓋（こうこうがい）：

　実際に計測してみると口蓋の高さは正常ですが，口蓋幅と上顎歯列弓幅が狭いので，相対的に口蓋が高く見えるという報告もあります[6]．

ⓗ **呼吸器疾患**

気管支喘息

3 青年期

てんかん発作　うつ症状　円形脱毛症　睡眠時無呼吸症候群

4 成人期，高齢期

高尿酸血症（痛風）　甲状腺機能低下症　脂質異常症　排尿困難　失禁
急激退行（適応障害）　長期間の引きこもり
アルツハイマー病：関係する遺伝子が21番染色体上にある．

　ダウン症の人にはたくさんの併存症がありますが，以上に示したすべてが生じるわけではありません．早く症状に気づいて，できるだけ早く対応するためには，これらの併存症について知っておくことが大切です．

第2章

ダウン症のある人の発達

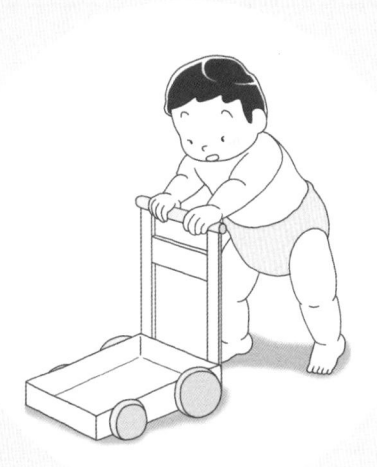

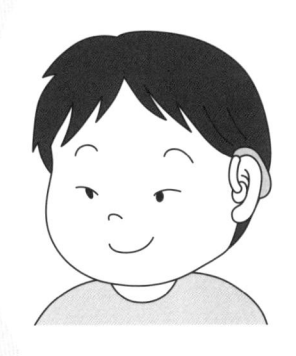

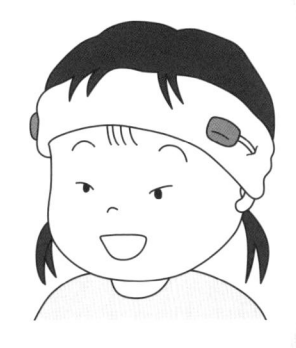

A. 定型発達（一般的な発達）の道しるべ

1 発達のみかた

　発達を検査するための評価法はいくつもあります．しかし，どれほど正確に評価できても，評価するのに何時間もかかったり，特殊な評価技術や評価器具が必要なようではあまり実用的とは言えません．運動発達，知的発達，言語発達などのいくつかの発達側面を評価することができ，チャートで表すことができ，結果を数値化できるものが良いと思います．

　そのような意味から，遠城寺式乳幼児分析的発達検査法や新版K式発達検査2020は，比較的簡便で，運動・社会性・認知・言語などの領域を評価でき，また，プロフィールを視覚化したり，発達指数を算出することで時系列に沿って発達を比較できるため，多くの小児施設，病院，学校などで用いられています．

年:月	移動運動	手の運動	基本的習慣	対人関係	発 語	言語理解
1:2	2～3歩あるく	コップの中の小粒を取り出そうとする	お菓子の包み紙を取って食べる	ほめられると同じ動作を繰り返す	2語言える	要求を理解する(3/3)(おいで・ちょうだいねんね)
1:0	座った位置から立ち上がる	なぐり書きをする	さじで食べようとする	父や母の後追いをする	言葉を1～2語正しく真似る	要求を理解する(1/3)(おいで・ちょうだいねんね)
0:11	伝い歩きをする	おもちゃの車を手で走らせる	コップを自分で持って飲む	人見知りをする	音声を真似ようとする	「バイバイ」「さようなら」の言葉に反応する
0:10	つかまって立ち上がる	ビンのふたを開けたり閉めたりする	泣かずに要求を示す	身振りを真似する(オツムテンテン等)	さかんにおしゃべりをする(喃語)	「いけません」と言うとちょっと手を引っ込める
0:9	物につかまって立っている	おもちゃのたいこをたたく	コップ等を両手で口に持っていく	おもちゃを取られると不快を示す	ダ・タ・チャ等の音声が出る	***
0:8	一人で座って遊ぶ	親指と人差し指でつかもうとする	顔をふこうとすると嫌がる	鏡を見て笑いかけたり話しかけたりする	マ・パ・バなどの音声が出る	***
0:7	腹ばいで体をまわす	おもちゃを一方の手から他方に持ちかえる	コップから飲む	親しみと怒った顔がわかる	おもちゃなどに向かって声を出す	親の話し方で感情を聞き分ける(禁止等)
0:6	寝返りをする	手を出して物をつかむ	ビスケット等を自分で食べる	鏡に映った自分の顔に反応する	人に向かって声を出す	***
0:5	横向きに寝かせると寝返りをする	ガラガラを振る	おもちゃを見ると動きが活発になる	人の顔を見ると笑いかける	キャーキャーいう	母の声と他の声を聞き分ける
0:4	首がすわる	おもちゃをつかんでいる	さじから飲むことができる	あやされると声を出して笑う	声を出して笑う	***
0:3	あおむけにして体をおこして時頭を保つ	頬の触れたものを取ろうとして手を動かす	顔に布をかけられて不快を示す	人の声がする方に向く	泣かずに声を出す(アー・ウー)	人の声でしずまる
0:2	腹ばいで頭を少しあげる	手を口に持っていってしゃぶる	満腹になると乳首を舌で押し出したり顔をそむけたりする	人の顔をじいっと見つめる	いろいろな泣き声を出す	***
0:1 / 0:0	あおむけで時々左右に首の向きを変える	手に触れたものをつかむ	空腹時に抱くと顔を乳の方に向けてほしがる	泣いている時抱き上げるとしずまる	元気な声で泣く	大きな音に反応する
	移動運動	手の運動	基本的習慣	対人関係	発 語	言語理解
	運 動		社 会 性		言 語	

© 遠城寺宗徳　発行元　〒108 東京都港区三田2丁目19-30　慶應通信

遠城寺式乳幼児分析的発達検査法

2 姿勢と運動の発達

発達の進み具合には個人差があります．また，通常は乳幼児期の発達には順序性があり，**表1**のような順で進みます．

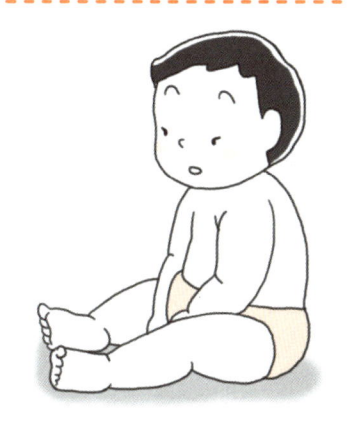

座位
お座りは前方，側方，後方の順に安定します．

表1　一般的な運動発達の目安（可能となる月齢）

首の据わり	生後 3～4ヵ月（3ヵ月で50%，4ヵ月で90%の子どもが可能）
寝返り	生後 5～6ヵ月（4ヵ月半で50%，6ヵ月で90%の子どもが可能）
座位	生後 6～8ヵ月（6ヵ月半で50%，8ヵ月半で90%の子どもが可能）
四つ這い移動（ハイハイ）	生後 7～9ヵ月（7ヵ月半で50%，10ヵ月で90%の子どもが可能）
つかまり立ち	生後 8～9ヵ月（8ヵ月半で50%，10ヵ月で90%の子どもが可能）
一人歩き	生後 12～13ヵ月（11ヵ月半で50%，14ヵ月で90%の子どもが可能）

3 あそびの発達

「子どもの仕事はあそぶこと」と言われる通り，子どもにとってのあそびはやりたいことであり，やるべきことなのです．同時にあそびを通してさまざまなことを学習していきます．子どもは自分と自分以外の世界が関わるあそびに興味を持ちます．この，「自分」とは「自分の脳」のことです．自分の手足も脳から見れば外の世界です．ですから自分の手足であそぶこともあそびの一つとしてとらえることができます．

表2　一般的なあそびの発達の目安

手なめをする	生後 1～2ヵ月
ガラガラを振る	生後 4～5ヵ月
おもちゃを持ち替える	生後 6～7ヵ月
ペンでなぐり描き	生後 11～12ヵ月
積み木を積む	生後 14～16ヵ月
おもちゃの車を走らせる	生後 10～11ヵ月

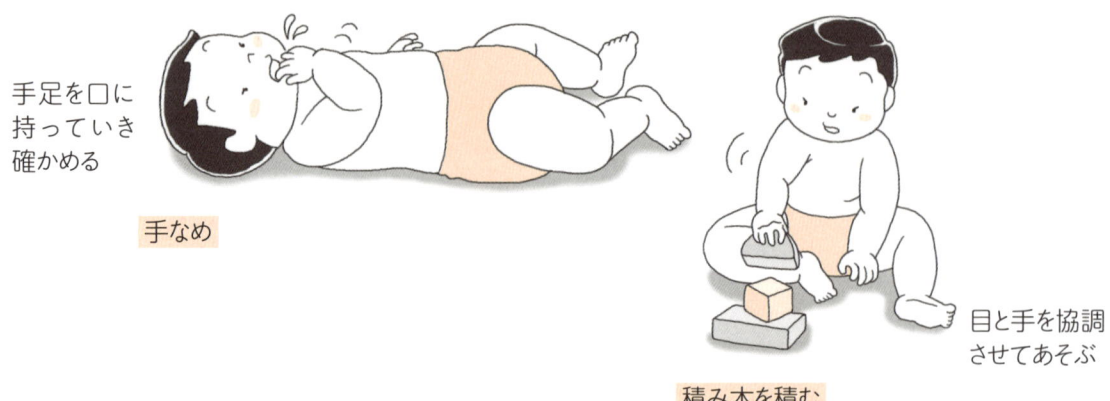

手足を口に持っていき確かめる

手なめ

目と手を協調させてあそぶ

積み木を積む

4　ことばの発達

　新生児はただ泣いているように見えますが，少しずついろいろな泣き声を試すようになります．そして，泣き声に反応して近づいてくる人の声を聞き分けようとします．生後4ヵ月から8〜9ヵ月頃には，「あー」「うぁ」「ぶーぶ」などのことばにならない声（喃語：なんご）を出すようになります．その後，9ヵ月頃から言語理解が急激に進みます．発語も1歳頃には一語文，2歳頃には二語文と増えていきます．

表3　一般的なことばの発達の目安

言語表出		言語理解	
いろいろな泣き声を出す	生後1〜2ヵ月	人の声を聞き分ける	生後4〜5ヵ月
声を出して笑う	生後3〜4ヵ月	「バイバイ」に反応する	生後10〜11ヵ月
喃語が出る	生後4〜9ヵ月	「ちょうだい」がわかる	生後11〜12ヵ月
ことばをまねる	生後11〜12ヵ月	目・口などの体の部位がわかる	2歳頃
二語文	2歳頃	大きい，小さいがわかる	2歳半頃
自分の名前を言う	2歳半頃		

5　社会性の発達

　文部科学省は，社会性の発達課題に関して「乳幼児期には愛着の形成，人に対する基本的信頼感の獲得，基本的な生活習慣の形成，十分な自己の発揮と他者の受容による自己肯定感の獲得，道徳性や社会性の芽生えとなる遊びなどを通じた子ども同士の体験活動の充実が重要である．また，学童期には，『人として，行ってはならないこと』についての知識と感性の涵養＊や，集団や社会のルールを守る態度など，善悪の判断や規範意識の基礎の

形成，自然や美しいものに感動する心などの育成が必要とされる．さらに，学童期の後期には，抽象的な思考の次元への適応や他者の視点に対する理解，自己肯定感の育成，自他の尊重の意識や他者への思いやりなどの涵養，集団における役割の自覚や主体的な責任意識の育成，体験活動の実施など実社会への興味・関心を持つきっかけづくりなどが重視すべき課題である」と示しています．

　社会性というのは，人と関わる中で育てられていくものです．一人きりでは社会性は育ちませんし，そもそも必要がありません．その意味で，乳幼児期から学童期にかけての家族の関わりや子ども同士の関係が重要であると思われます．

*涵養（かんよう）：無理をせずゆっくり養い育てること．

表4　一般的な社会性の発達の目安

人を見ると笑いかける	生後 4〜5 ヵ月
親しみと怒った顔がわかる	生後 6〜7 ヵ月
人見知りをする	生後 10〜11 ヵ月
友だちと手をつなぐ	1 歳半頃
親から離れてあそぶ	2 歳頃
ままごとで役を演じる	3 歳頃

　発達の評価と言うと，「まだ何ができない，何ができるようになった」ということばかりに目がいきやすいのですが，全体的にバランスよく発達しているか，何が次の発達課題になるのか，などを考えることが目的です．「できる，できない」で一喜一憂する必要はありません．

6　高齢期の発達

　本書執筆現在，日本では前期高齢期（65〜74 歳），後期高齢期（75 歳〜）と分類していますが，世界保健機関（WHO）では 65 歳以上を高齢者（WHO，2020）としています．高齢期には多くの機能低下，能力低下が生じますが，それらは個人因子や社会的な背景が関与するので個人差が非常に大きいと言えます．一般的な高齢者の特徴を表5に示します．

　アクティブシニア（長寿で元気な高齢者）も増えています．スポーツ庁が実施している「体力・運動能力調査」の結果によると，65〜79 歳の高齢者について，新体力テストの総合成績を示す合計点は男女ともにどの年齢層でも毎年結果が上昇しており，日本の高齢者の身体機能は向上しています．

　内閣府の「平成 26 年度 高齢者の日常生活に関する意識調査結果」によると，60 歳以上の人に，一般的に何歳頃から高齢者だと思うかと聞いたところ，「70 歳以上」29.1%，「75 歳以上」27.9%が高く，次いで「80 歳以上」18.4%，「65 歳以上」6.4%などの

順となっています．前回の調査と比較すると，「70 歳以上」は 13.2 ポイント低下，「80 歳以上」は 7.6 ポイント上昇しており，高齢者の意識も変化しています[7]．

　これらのことからもわかるように，日本では高齢化とともに健康寿命の延伸も進んでいると考えられます[8]．

表5　一般的な高齢者の特徴

身体的特徴	運動器（脳，神経，筋，関節など）機能低下 感覚器（特殊感覚，触覚，痛覚，深部感覚など）機能低下 内臓機能低下，フレイル
精神的特徴	他者に対して厳しくなる，疑いの感情を抱きやすくなる 保守的な傾向が強くなる，喪失感が強くなる 幸福感が増す，維持される[9] 芸術的センスが向上する，物事を後に引きずらない[9]
知的特徴	認知機能（記憶，計算など）の低下 経験を踏まえた知恵が増す[9]

B. ダウン症児の姿勢と運動の特徴

　備わっている筋肉の緊張（筋緊張）が低いので，同じ運動をするにも余計に力を出す必要があります．また，瞬間的に大きな力を出すことはできますが持久性がありません．同年齢の子どもたちができるようになる一般的な発達課題においても，ダウン症児にとってはその時期に十分な力を出せないので，まだできないということが起こります．筋緊張の低さが運動を制御するには不利となり，姿勢保持と運動発達の遅れにつながってしまうと考えられます．

　姿勢と運動の発達順序については，ダウン症児においても基本的には一般的な発達と同じです．ただ，できるようになるまでに一般的な発達の1.5〜2倍の時間が必要です．そして，発達の速さは個人差も大きいため一概に何歳頃にどんなことができるようになるかを予測することは難しいと言えます．

1　姿勢発達の特徴

ⓐ 首の据わり

　赤ちゃんは皆，重たい頭を重力に抗して支えなければなりません．頭がちょっと傾くと戻すのに大きな力が必要になるので，できるだけ傾かないように体の真ん中に頭が位置するように制御する必要があります．そのためには，首や肩の周りの筋肉を協調させて働かせなければなりません．また，肩は体幹の上に乗り，体幹は骨盤の上に乗っています．結論として，下にある土台の部分がしっかりしていないと頭を支えるのは難しいということになります．

　また，目や耳から周囲の情報を取り込んで頭部をまっすぐに保つ能力も十分でないことが多く，首の据わりは遅れる傾向にあります．

ⓑ 仰臥位（ぎょうがい）

　新生児期に仰向けの姿勢でいるときには，両腕は持ち上げることなく横に開いています．そして，股関節は開排位*で膝の外側が床についていることが多いです（カエル様姿勢）．
*股関節開排位（ア）：股関節を左右に大きく開くこと．

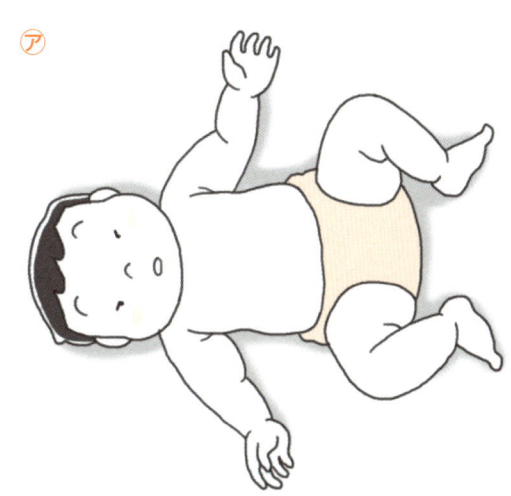

ⓒ **腹臥位（伏臥位）**

　乳幼児期にはうつ伏せにすると頭を持ち上げられないので，うつ伏せを嫌うことがあります．うつ伏せで両肘を伸ばして手で体を支えられるようになると，お腹は床につけたままで上半身だけ上げることがあります．

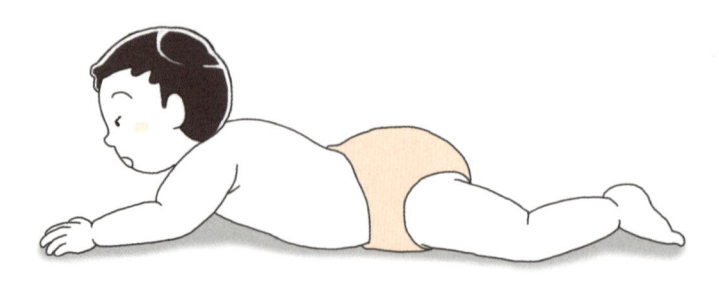

ⓓ **座位（あぐら）**

　多くの場合，腰が安定しないので股関節で体が前方に倒れ，二つ折りの状態になってしまいます（イ）．座れるようになっても骨盤は後方に傾き，背中は丸くなった状態でいることが多く見られます（ウ）．股関節の可動域が非常に大きいので，両足を左右に大きく開いた状態でうつ伏せの姿勢になってしまうこともあります．

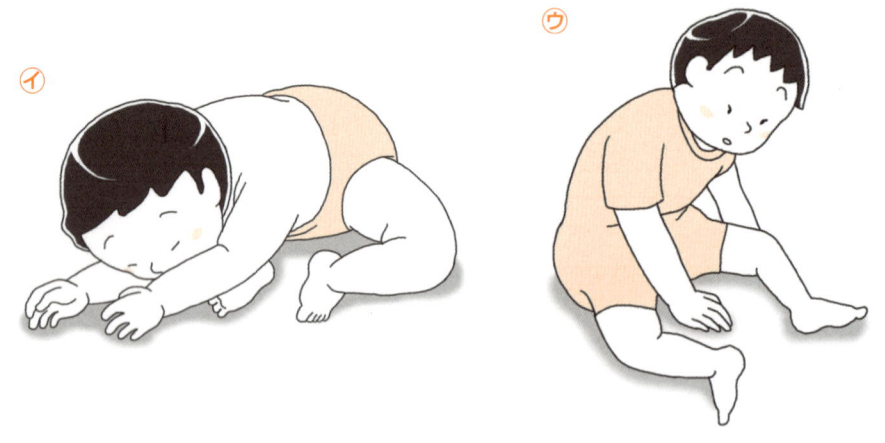

ⓔ **立位**

　ほとんどの場合，膝を伸ばし，骨盤を前方に傾け，腰背部を反らせた姿勢になります．立つことができると家族も本人もうれしくて長時間立ち続けてしまいますが，膝を完全に伸ばして立つことを学習してしまうとその姿勢が楽になり，膝に大きな負担をかけることになってしまいます．時には膝の靱帯が緩んでしまい，反対方向に曲がってしまうこともあります（反張膝＊＊）．

＊＊反張膝（はんちょうしつ）（エ）：

　膝を曲げて立っているのと伸ばして立っているのでは，どちらが長く楽に立っていられるでしょうか．膝を曲げて立っていると大腿（太もも）の前面の筋肉が疲れてしまいます．ですから私たちは長い時間立っている場合，膝を伸ばして立っています．朝礼などで立っているとき，後ろの人に「膝カックン」をしたりされたりした経験があると思います．これは膝を完全に伸ばして立っていると膝の靱帯の張力に頼って立つことができるので，筋

肉を働かせずに済むからなのです．この状態を「膝をロックする」と言います．膝をロックすることで力を節約することはできますが，そのためにいつも膝の靱帯に負担をかけることになります．

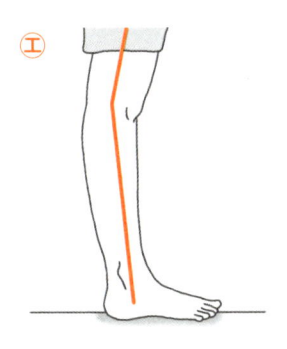

　靱帯の役目は関節の動く範囲を制限することにあります．膝が反対方向に曲がらないのは靱帯のおかげです．ところがこの靱帯にいつも力を掛けていると靱帯が伸びてしまうことがあります．靱帯は筋肉と異なり縮むことができません．一度伸びてしまうとそれっきりです．筋肉の緊張が低かったり（低筋緊張），筋肉の力そのものが弱かったりするために膝を完全に伸ばして立つ習慣があると，靱帯が緩んで反対方向にも膝が曲がるようになってしまいます．この状態を「反張膝」と言います．

　それでは，筋緊張が低い人は立つ練習をしてはいけないのでしょうか…．ちょうど立ちはじめの頃，両手でつかまり，腰を反らせて，膝を伸ばして立つことが多いと思います．この姿勢は良くありません．立ち続けることが良くないのです．立ったり座ったり，膝を曲げたり伸ばしたりすることが重要なのです．とくに立ちはじめの時期に，膝を完全に伸ばして立つことを学習させてはいけません．歩くときも，走るときも膝を伸ばして体重を支えるようになってしまいます．

2 移動運動の発達の特徴

ⓐ 四つ這い移動

　四つ這い移動とは両手両足で体を支えて移動するハイハイ（オ）のことです．ダウン症児の場合は，四つ這い移動よりもお腹を床に着けたまま這う「ほふく前進」のようなハイハイ（カ）を好み，その期間も長くなる傾向があります．

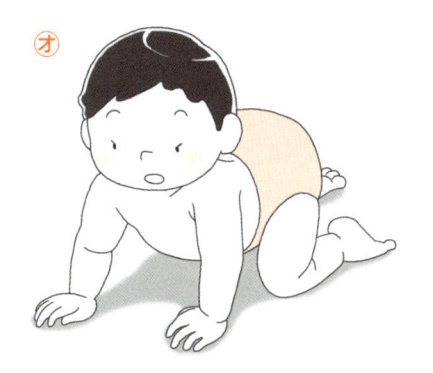

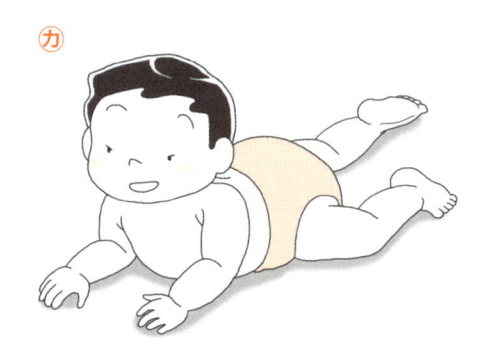

ⓑ 伝い歩き，手引き歩行

　伝い歩きや手引き歩行は，練習すれば比較的早く上手になります．しかし，そこから時間がかかります．歩くときにはつないだ手を離してくれません．本来ならば，手を離しても歩けるはずなのになかなか一人で歩いてくれません．手押し車のようなものを押してい

れば，結構な速さでどんどん進むことができますが，無理
に手を離すと歩くのをやめてその場に座り込んでしまいます．

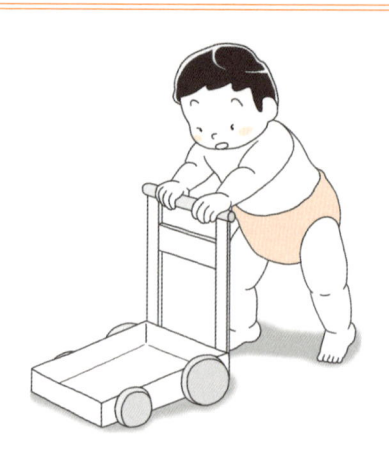

ⓒ 階段昇降

　階段の昇降では，空間を上下に（重力方向に）移動しなけれ
ばなりません．平面を動いていた今までとは体の使い方が
異なります．具体的には太ももの前面の筋肉の使い方が異
なります．上りでは筋肉に力を入れて筋肉を縮めながら膝
を伸ばす運動です（求心性収縮）．ところが，下りるときは
筋肉に力を入れているにも関わらず，筋肉を伸ばして膝を曲げなければなりません（遠心
性収縮）．この遠心性収縮は運動の制御が難しいのです．同じような遠心性収縮は，椅子に
ゆっくり座るときにも必要となりますが，このときは両足で行うので比較的上手にできます．

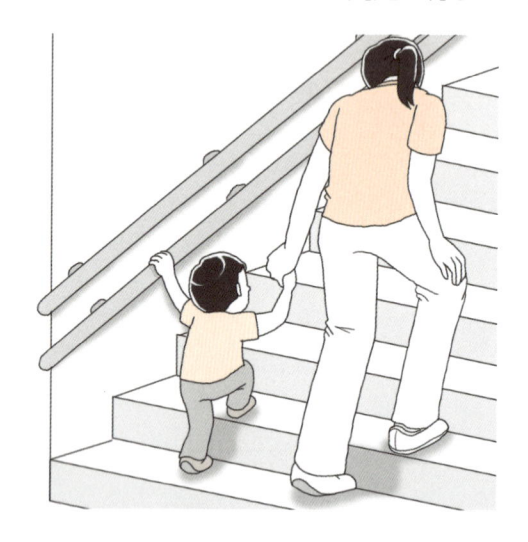

ⓓ 両足ジャンプ

　その場で両足ジャンプや小さな台から両足ジャンプをすること，両足をそろえて跳んだ
り，着地することが難しいです．しかし，両手を介助しているとできることが多いです．

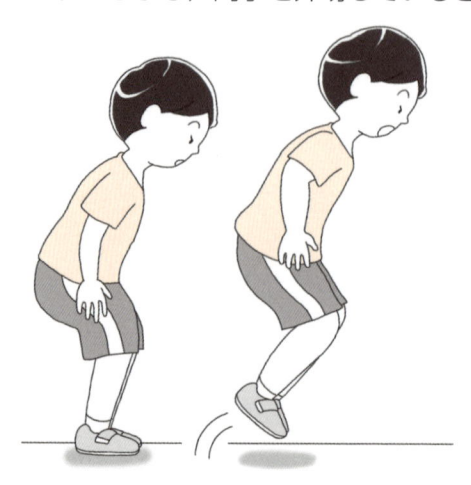

C. ダウン症児の言語能力の特徴

　基本的には定型発達 と同じ順序で，定型発達よりもゆっくり言語能力が発達します．言語発達がゆっくりであることは，全般的な知的発達がゆっくりであることに由来します．個人差が大きく併存症や環境的な要因も影響を及ぼします．以下に特徴的なことを挙げますが，すべてのダウン症児に当てはまるわけではありません．

1 理解の特徴

ⓐ 見たことの理解のほうが聞いたことの理解よりも得意

　聞いたことを理解するよりも，見たことを理解するほうが得意です．また，聞いたことを覚えておくよりも，見たことを覚えておくほうが得意です．ダウン症児は，耳から入った音声情報を一時的に蓄える聴覚的短期記憶に難しさがあります．音の情報はすぐに消えてしまいますが，視覚的な情報は必要なだけ見ていられます．音のみの情報では理解できなくても，音に視覚的な情報を添えると理解できることが多くなります．

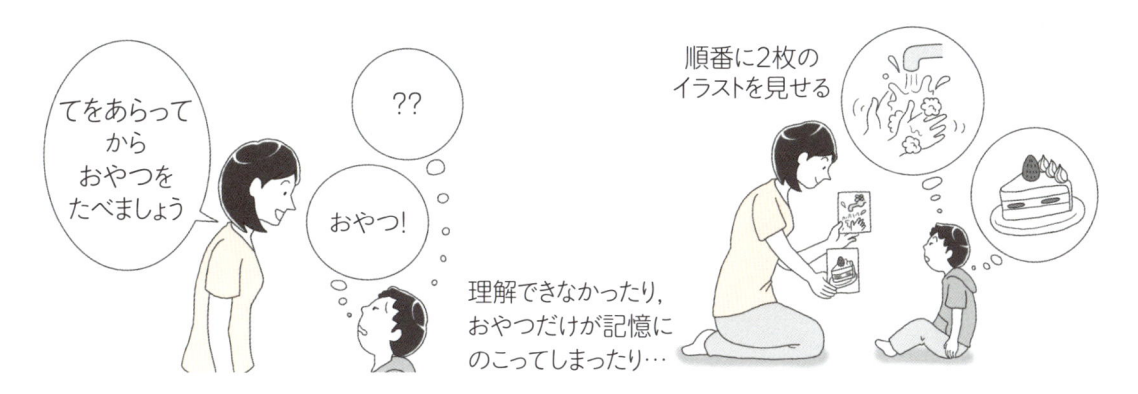

2 表出の特徴

ⓐ ことばを理解することに比べ，話すことが苦手

　ことばの理解に比べ，ことばを話すことはさらにゆっくりになることが多いです．理解

のほうが発達しているために，言いたいことがあるのにうまく伝えられないという状況になりやすいです．また，ことばが少ないために，実際にはわかっていることでもわかっていないと思われてしまうことがあります．

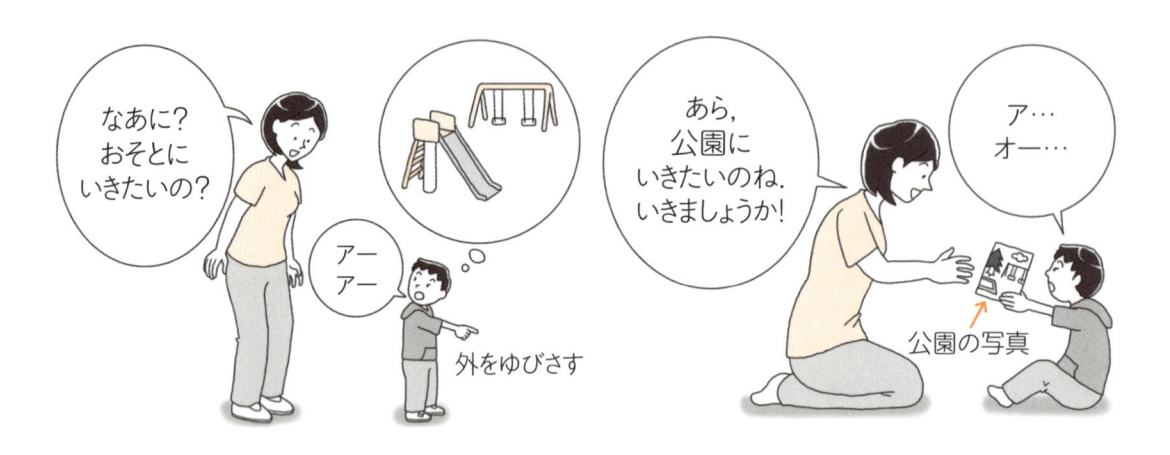

ⓑ 語尾の表出が多い

ことばの出はじめの時期には，ことばの一部のみを表出することがよくみられますが，その中でも語尾を表出することが多いです（リンゴを「ゴ」と言うなど）．ことばを自発的に言えるようになる前に模倣ができるようになります．模倣をする際にも，語尾のみを模倣することが多いです．いくつかつながった音を発音することの難しさに加え，つながった音を正しく記憶することが困難で，語尾だけを覚えていることが原因として考えられます．

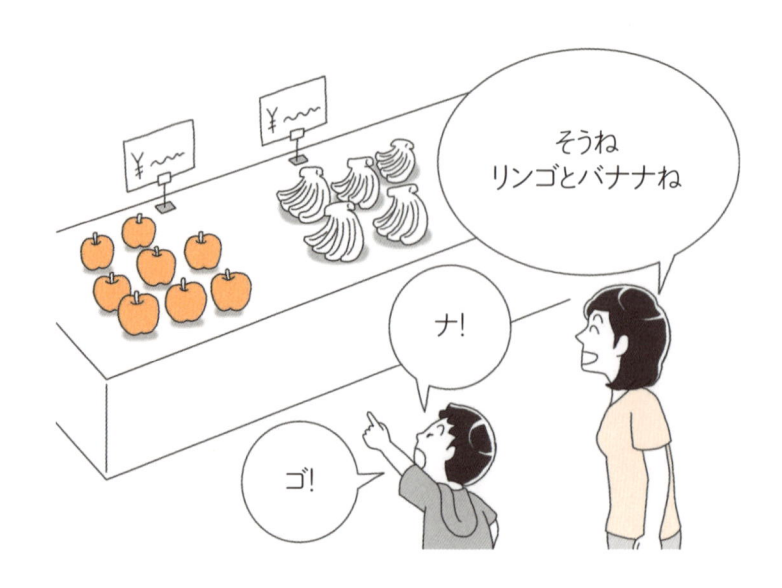

ⓒ 発音の不明瞭さ

発音が不明瞭になりやすいです．不明瞭なために，話している内容が相手に正しく伝わらないことがあります．下あごに比べて上あごが成長しにくいことなどにより口腔内の形

態に異常が生じやすいこと（反対咬合にもなりやすいです），口唇や舌の運動コントロールの難しさなどが原因と考えられます．

ⓓ 吃音（きつおん）

吃音があることが少なくありません．吃音には，語頭音の繰り返し（お，お，お，おはよう），語頭音の引き伸ばし（おーーーはよう），ことばの出はじめに過度に力が入ってしまう（…っ**お**はよう）など，さまざまな症状があります．症状には波があることが多いです．ことばの出はじめの時期に吃音の症状がみられたときには，一過性で済むこともありますが，大人になっても続くこともあります．

ⓔ 早口

早口になることも少なくありません．しゃべりはじめは普通のスピードだったのが，徐々に早口になってしまうこともあります．ことばとことばの合間に適切な間をあけることが困難であることが影響しています．

3 そのほかの特徴

ⓐ 難聴

難聴を伴うことが多いです．難聴の原因としては，先天性の感音性難聴のほか，滲出性中耳炎などが挙げられます．難聴の症状は程度によって差があります．軽度の難聴の場合は，声は聞こえてはいるものの子音を聞き分けることなどが困難になります．また，難聴に気づかれにくく，発音に影響が出ることもあります．中等度の難聴の場合には，通常の声の大きさでの会話が困難になります．話しことばを習得するためには，補聴器などを使って聞こえる音を大きくする必要があります．重度の難聴になると，補聴器を用いても話しことばの習得には困難が生じます．手話などの視覚的なコミュニケーション手段の導入の検討が必要です．

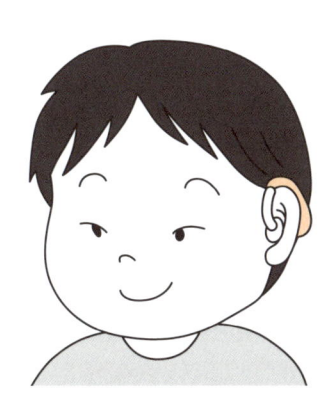
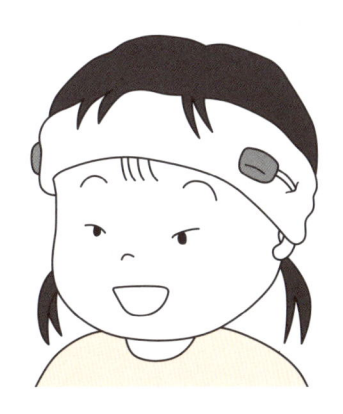

D．ダウン症児の知能・情緒・社会性の特徴

1 知能の発達

ⓐ 発達検査・知能検査

　子どもが正常な心理的発達の過程をたどって順調に成長しているかどうかを調べることを目的として作られた検査のことを，発達検査・知能検査といいます．発達検査の代表的なものには遠城寺式乳幼児分析的発達検査法や新版K式発達検査2020などがあり，結果は発達指数（DQ）によってあらわされます．知能検査の代表的なものには田中ビネー知能検査Vやウェクスラー式知能検査（WPPSI™-Ⅲ，WISC™-Ⅴ等）などがあり，結果は知能指数（IQ）であらわされます．年齢相応の結果が得られると，DQ・IQともに100となります．

ⓑ 個人差

　知能の発達には個人差が大きいです．IQ30〜70の範囲に大部分のダウン症児が入りますが，ここから外れる場合もあります．

ⓒ 日々の支援に生かすことが大切

　DQ・IQは，就学にあたり普通学級・特別支援学級・特別支援学校のどこが適しているかを検討する際の一つの目安になります．また，検査結果からは，得意なこと・苦手なことを推測することができます．数字ばかりにとらわれるのではなく，得意なこと・苦手なことを認識して日々の支援に生かすなど，前向きな関わりのために用いるとよいでしょう．

2 情緒・社会性の発達

　情緒・社会性の発達にも個人差がありますが，特徴的な事柄もあります．すべてのダウン症児にあてはまるわけではありません．

ⓐ おとなしい赤ちゃん

　ダウン症の赤ちゃんは，泣くことが少ない，発声が少ない，動き回ることが少ないなど全体的におとなしいという特徴があります．このことが「手のかからない赤ちゃんだ」という認識につながりやすいです．赤ちゃんからの発信が少ないために，お母さんからの働

きかけも少なくなり，そのことが情緒の発達に影響を及ぼし，一層発信が乏しくなってしまうこともあります．

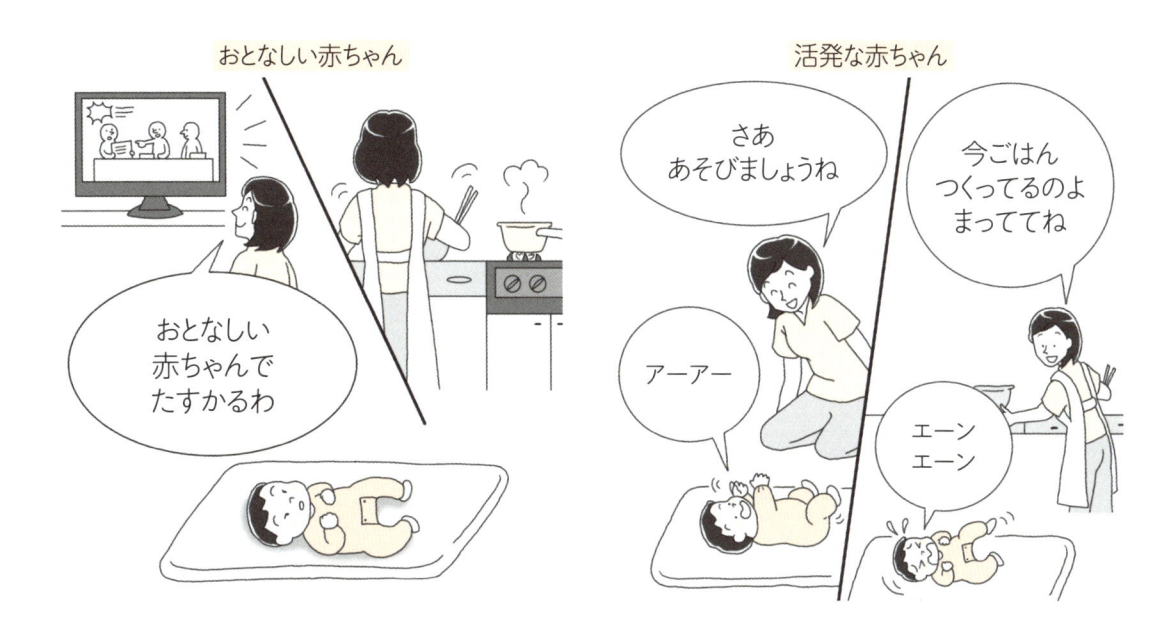

ⓑ コミュニケーションが好き

　愛嬌があり，他者とのコミュニケーションを好む傾向があります．集団への適応力が高いことも多いです．

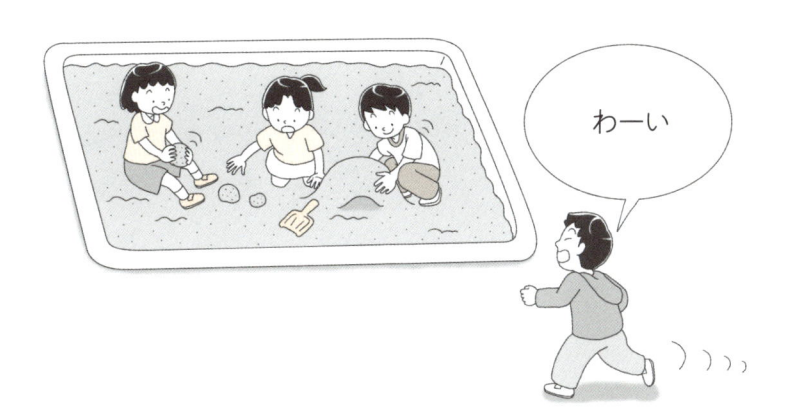

ⓒ まねが得意

保育園などでは，周りのお友だちの様子をまねて身の回りのことや集団活動ができるようになることがあります．家庭では，両親やきょうだいのすることをまねて喜んでお手伝いをしてくれることもあります．

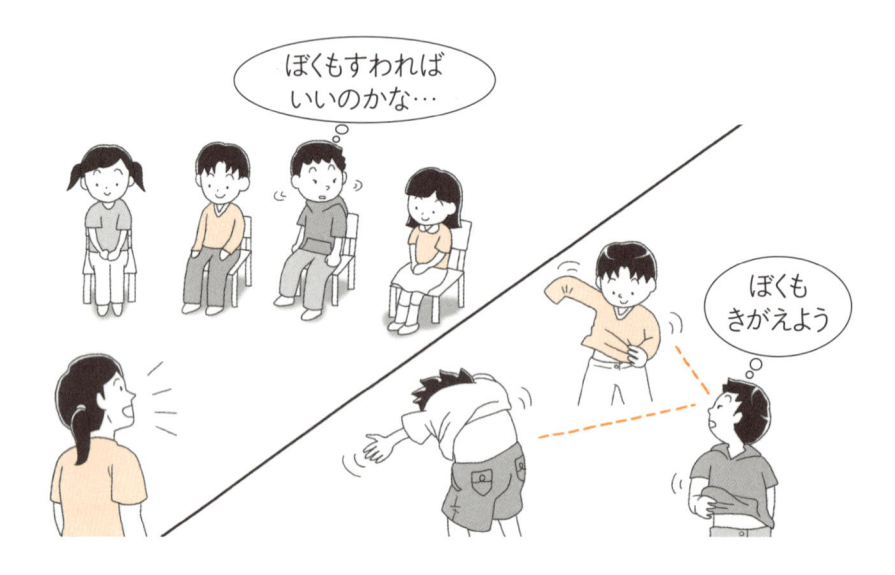

ⓓ 歌が好き

歌が好きで，手あそび歌などもよく覚えます．まだ文章での表出ができないうちから，歌詞を覚えて歌ったりします．

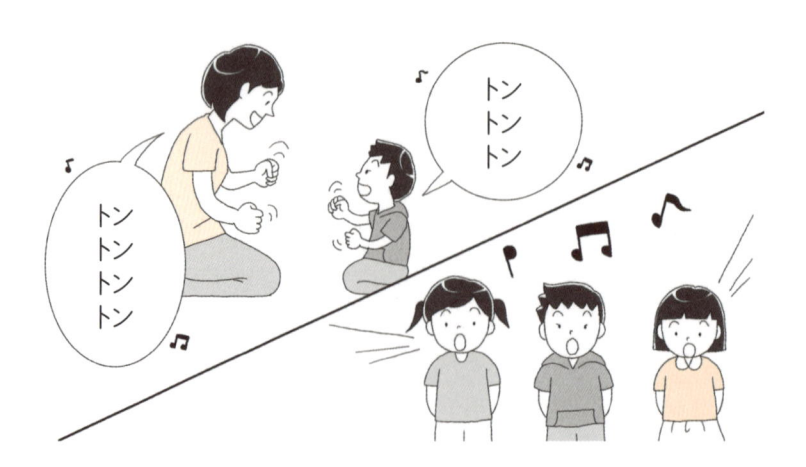

ⓔ 頑固・強情

頑固で強情な一面を持つことがあります．言いたいことがあるのにうまく伝えられないことや，できるようになったことでも応用することが苦手なことが原因として考えられます．

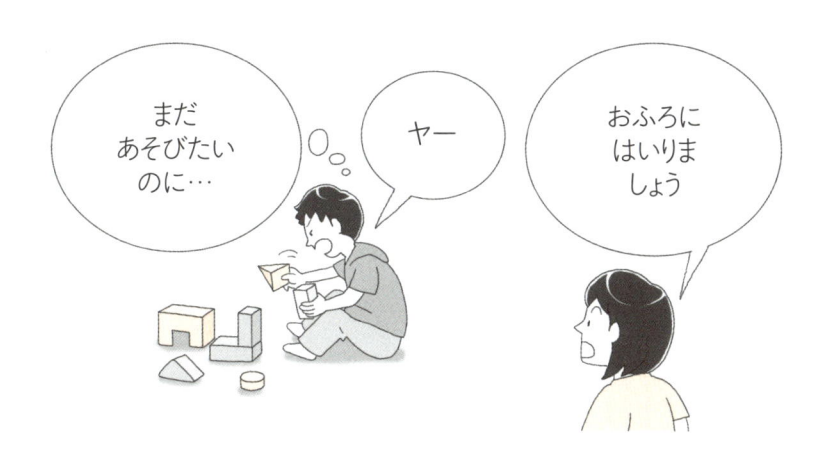

ⓕ 几帳面

几帳面な一面を持つこともあります．洗濯物をていねいに畳んだり，きちんと片付けができたりします．また，一度決めたことはやり遂げるといった様子もみられます．

ⓖ 自閉スペクトラム症

自閉スペクトラム症の特性を持つダウン症児もいます．ダウン症児は社交的で適応力が高いという先入観を持ってしまうと，自閉スペクトラム症の特性を持った場合に適切な関わり方や支援ができません．自閉スペクトラム症の特性を持つ場合には，特性に応じた支援が必要になります．

幼児期・学童期の発達支援

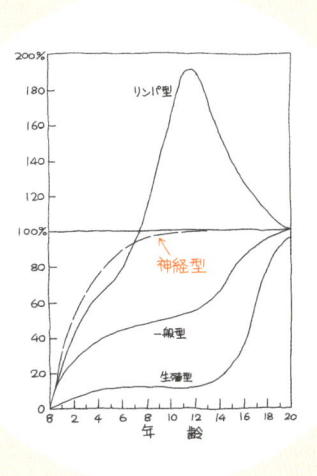

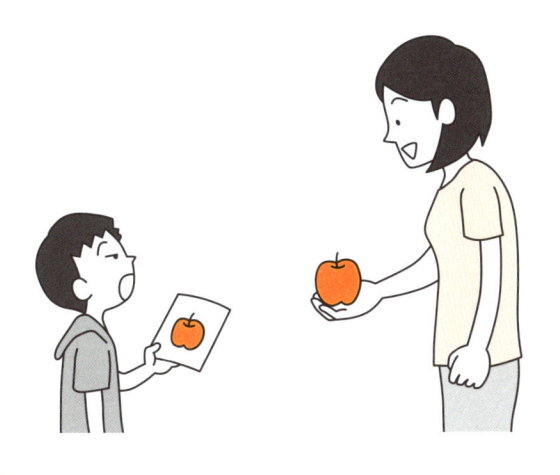

A. リハビリテーション（発達支援）の考え方

1 リハビリテーションとは

　リハビリテーションとは，障害を持っていても社会生活を困難なく送ることができるようにするための手段です．特に子どもが目標とするのは「あそぶこと，勉強すること，心と体を成長させること」です．その目標を達成するための方法，手段がリハビリテーション（発達支援）です．決してリハビリテーションをすること自体が生活の目標になってはいけません．

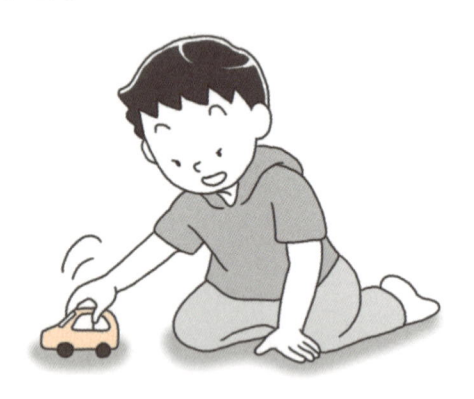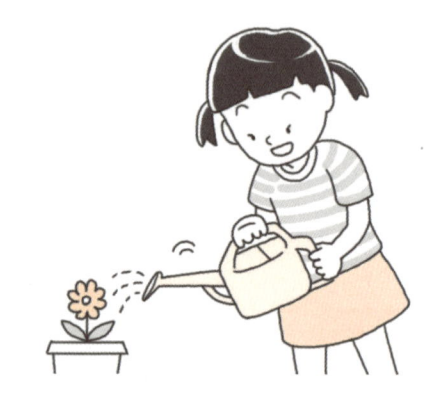

　また，リハビリテーションとは，それが姿勢や運動に関してでも，感覚障害についてでも，言葉についてでも，社会性に関してでも，子どもたちが「学習」することにほかなりません．好ましいと思われる機能・能力を身に付けるために「学習」することを支援するのです．

　それでは「学習」とは何でしょう．ただ漠然と繰り返し動作を練習しても，練習したことは身に付いていくでしょう．時間をかけ，失敗経験を繰り返し，「大変だったけどできるようになって良かったね」というのが学習だと思われている方も多いと思います．しかし，リハビリテーションとしての学習は，効果的にそして他の能力にも応用できるように学ぶことなのです．

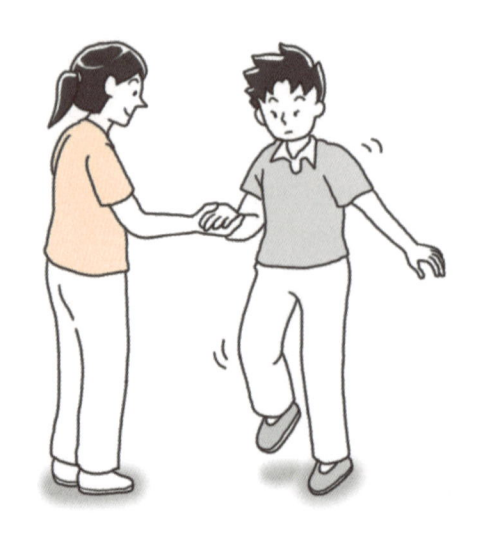

　また，私たちはいつも正しいことだけを学習できるとは限りません．もし，間違ったことを学習すれば間違ったことが身に付きます．そして，一度学習によって身に付いた行動は正しいことであっても，間違ったことであっても，修正することは難しいのです．立っているときの姿勢，歩き方，野球の投手の投球フォーム，ゴルフのスイング，鉛筆や箸の持ち方など，細かな制御が必要な行為ほど修正することが難しくなります．ですから誤学習せずに学ぶことができれば，それが一番良いことなのです．

2　早期療育〜集中的なリハビリテーションが必要な時期，スキャモン

　スキャモンの発育曲線（図1）によると，脳，脊髄，感覚器官などの神経系の発達は，乳幼児期に著しく，思春期（13〜16歳）にはほぼ完成し，成人の水準に達するとされています．ダウン症の人の場合はそれぞれの曲線のピークがやや右寄りに移動させて考える必要があるかもしれませんが，リハビリテーションが学習過程だとするならば，脳や感覚器官が著しい発達を遂げているこの乳幼児期に集中して行う必要性がありそうです．早期における集中的なリハビリテーションによって姿勢・運動発達，ことばの理解・表出，情緒・社会性の発達に大きな変化が期待されます．

　ヒトは生涯発達し続ける生き物です．年をとって高齢になり，著しい発達はみられなくなっても，また記憶力や身体機能が衰えたとしても，今までの経験による判断力や深い考察力にはさらに磨きがかかっていきます．発達時期ではないからと諦めず，機能低下を防ぐ意味からもリハビリテーションを行う意味はあります．

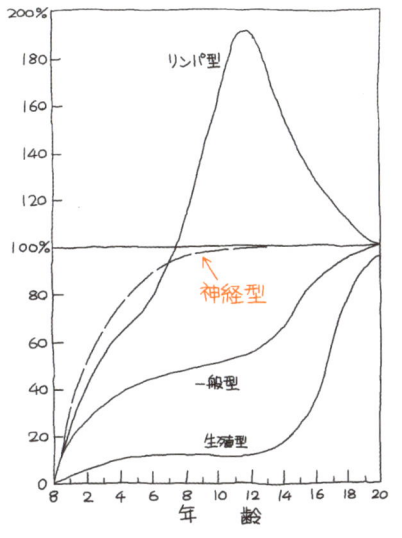

図1　スキャモンの発育曲線

3　ライフステージに合わせた目標

　ダウン症の人のライフステージは年齢で分けることはできません．ただし，下記のような 6 つの時期に分けることができます．

　　①合併症を管理・治療する時期
　　②姿勢を保つことが目標の時期
　　③移動能力を身に付けることが目標の時期
　　④ことばや食べる機能を身に付ける時期
　　⑤日常生活，社会性を学ぶ時期
　　⑥身に付けた機能・能力を維持，向上する時期

　その時々に行うべきことがあるのです．

4　集中的なリハビリテーション終了の時期

　家族はリハビリテーションを続けたほうがよいと思いつつも，一方ではいつ終わるとも知れないリハビリテーションへの不安もあると思います．また，疑うもことなく「ダウン症は生涯リハビリテーションを続ける必要がある」と考えている家族も少なくないと思います．

　医療として，併存症の管理や老化による機能低下のチェックなどを，定期的に行う必要がある場合もあります．しかし，発達を促すためのリハビリテーションは徐々に頻度を減らしていき，リハビリテーションを終了する時期についても，およそその目安があってもよいと思います．

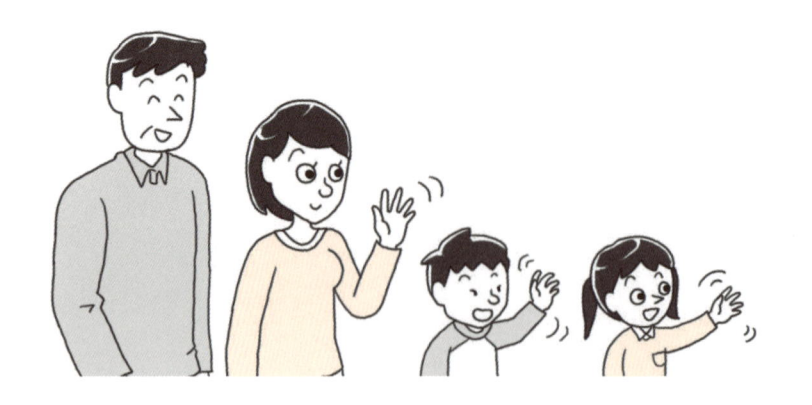
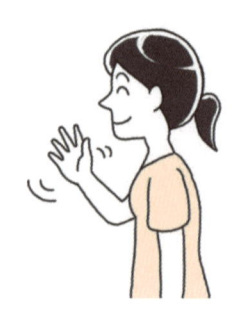

　整形外科の医師，小児科の医師によって理学療法（PT），作業療法（OT），言語聴覚療法（ST），心理療法などのリハビリテーションが処方され，治療効果とその発達の経過を

みて，終了が指示されます．残念ながらその時期についての明確な指標はありません．しかし，大まかな目安として，PT ならば「歩行が獲得」されるまで，OT ならば「排泄，更衣動作が自立」して身の回りのことが自分でできるようになるまで，などが考えられます．しかし，リハビリテーション終了の時期は医師やセラピストの考え方と両親のニード（リハビリテーションに求める必要性）によって変わります．

　リハビリテーションは薬と同じです．必要に応じて医師から処方されます．時には，今後予想される障害を予防するために処方されることもあるかもしれませんが，必要がなくなれば処方されなくなります．リハビリテーションはやればやるほど効果が期待できると考えられています．しかし，同じことを続けていてはその効果も期待できません．薬は飲めば飲むほど効果が出るでしょうか？　症状に合わせて薬の内容も量も変わっていきます．リハビリテーションも同じで，その時々の身体機能，能力や意欲に合わせたリハビリテーションを行ってこそ効果が期待できます．

　リハビリテーションは，やり方によっては副作用もあります．ダウン症で肥満傾向の人は，運動療法によって体力を落とさずに体重管理をすることができます．しかし，その運動療法もやり過ぎれば膝を痛めたり，疲労が回復しないまま体力が低下したり，精神的にストレスになってしまったりするのです．また，本人が望まないまま，目標もなしに行われることばの練習は，自発的な発語を妨げてしまうかも知れません．ことばはコミュニケーションのツールの一つに過ぎません．発語があればもちろん嬉しいですが，大切なのは，伝えたいという本人の意志です．伝えたい意志がないままにオウム返しでしゃべることを求めていては，せっかく練習してもことばを獲得することは難しいでしょう．

　また，リハビリテーションを続けることによって，家族や本人にとっては，時間もお金もかかります．リハビリテーションは生活の質を高めることが最終目標ですから，本人のやりたいことを削ってまでもリハビリテーションに時間とお金をかけるのでは，何のためのリハビリテーションなのかわからなくなってしまいます．

　私の知っているダウン症の方は絵を描いたり，ダンスをしたり，リハビリテーション以外の生き甲斐をたくさんたくさんお持ちです．リハビリテーションを行うことが生きる目的とならないように，家族も本人も視野を広く持つことが大切です．

B. 姿勢と運動のリハビリテーション

1 姿勢保持

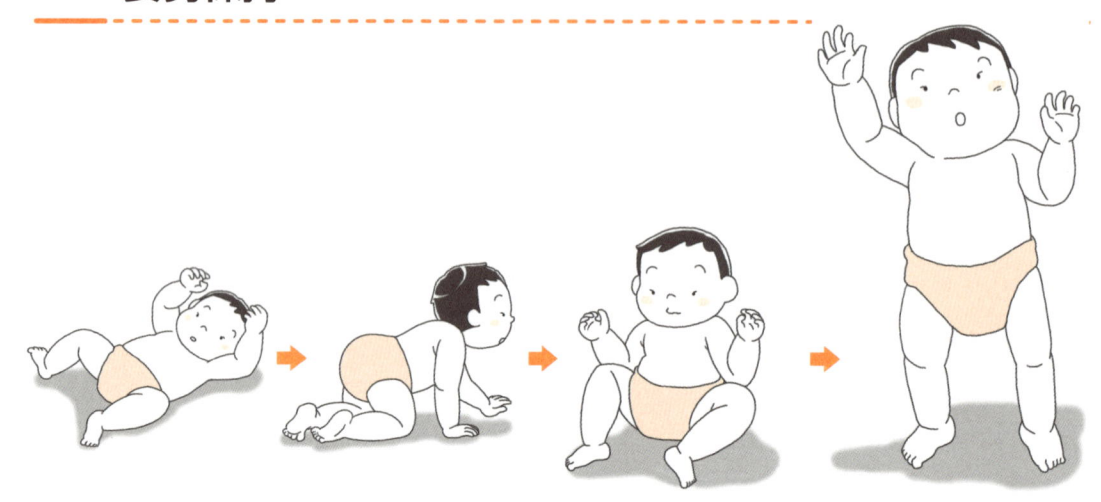

ⓐ 考えるポイント

> **POINT**
> ①姿勢を保つために必要な身体機能
> ②運動発達と重心の高さの関係
> ③重力の方向からの体軸のずれ

ⓑ 機能評価

　感覚の中で姿勢保持に最も影響するのは「視覚」です．目からの情報は姿勢を保つために重要です．視力が十分ではなかったり，見え方が正しくない場合，姿勢保持の発達が遅れるかもしれません．その他にも関節の動きを知る「位置覚・運動覚」や，床と接している身体からも「触覚・圧覚」などの情報を取り込んで，姿勢制御に役立てています．

　その他にも「筋力」（意識的に発揮できる最大の力），「筋緊張」（意識せずに働いている筋肉の収縮），「平衡機能」（倒れないようにバランスをとる能力）などの機能も評価する必要があります．

ⓒ 環境づくり

　重力に抗して体を立ち直らせる場面を増やします．

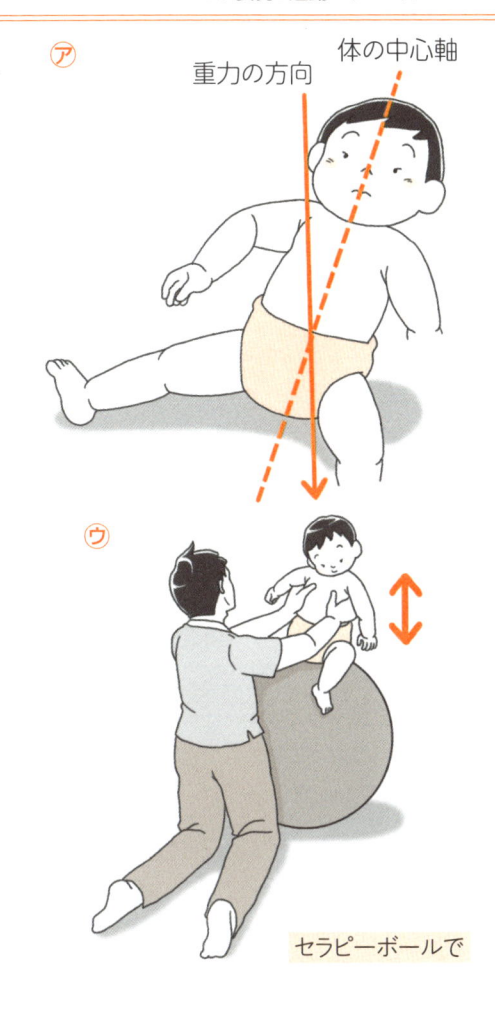

⑦　重力の方向　体の中心軸

ⓓ 支援

　支えられると座れる子の場合：「体の中心軸」と「重力の方向」の差を感じさせてあげます（⑦）.

　①お父さんがあぐらをかいて座り，その中に赤ちゃんを抱いて座らせます.
　　お父さんは前後，左右にゆっくり揺れて，赤ちゃんを傾けます（⑦）.

　②セラピーボールに座らせて，前後，左右，上下に揺らします（⑦）.

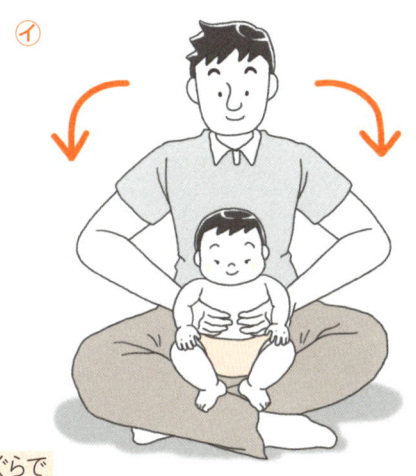

⑦

あぐらで

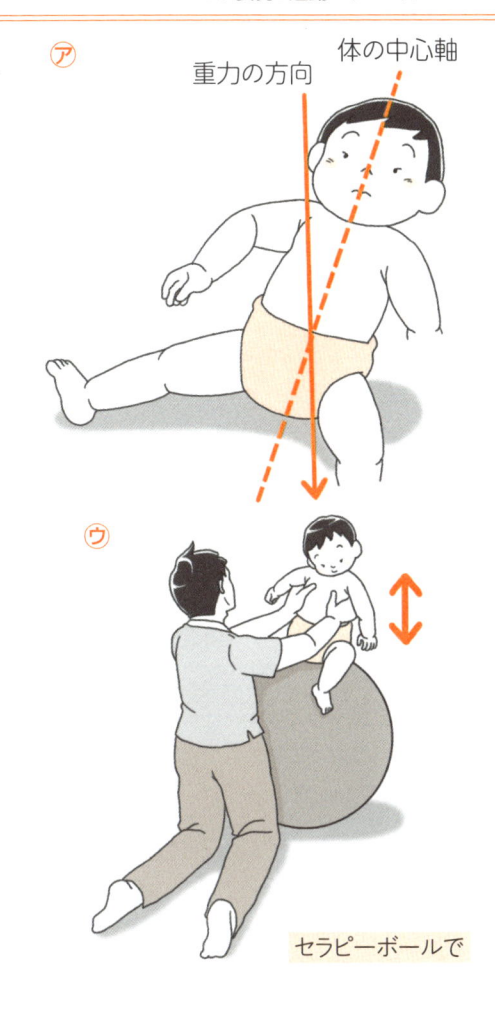

⑦

セラピーボールで

　膝関節を支えられると立てる子の場合：座卓に寄りかかって立つ練習をします.
　③膝を軽く曲げて立ち，左右へ重心移動
　④お母さんの膝で立ったり座ったり
　（注意）反張膝（p18）

ⓔ 留意点

　①いつも股関節を横に開き，仰向けでいる子
　→立てた両膝を左右に倒し,体を回旋させます（⑦）.

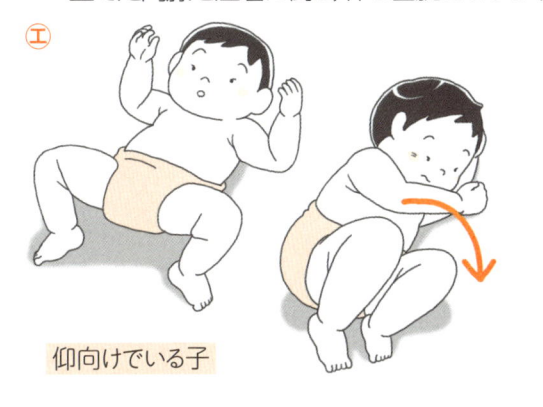

⑦

仰向けでいる子

　②いつも腹部を床につけたうつ伏せでいる子
　→お腹の下に枕などを入れて，手と膝で体重を支える姿勢を取らせます（⑦）.

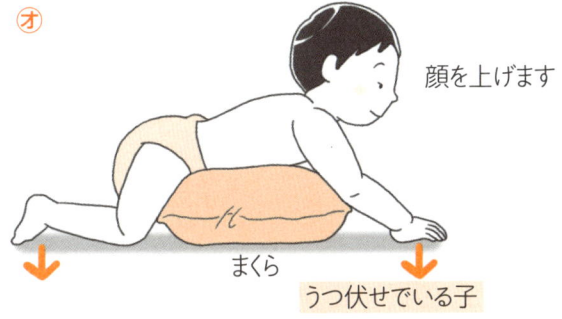

⑦

顔を上げます

まくら　　うつ伏せでいる子

2　寝返り動作

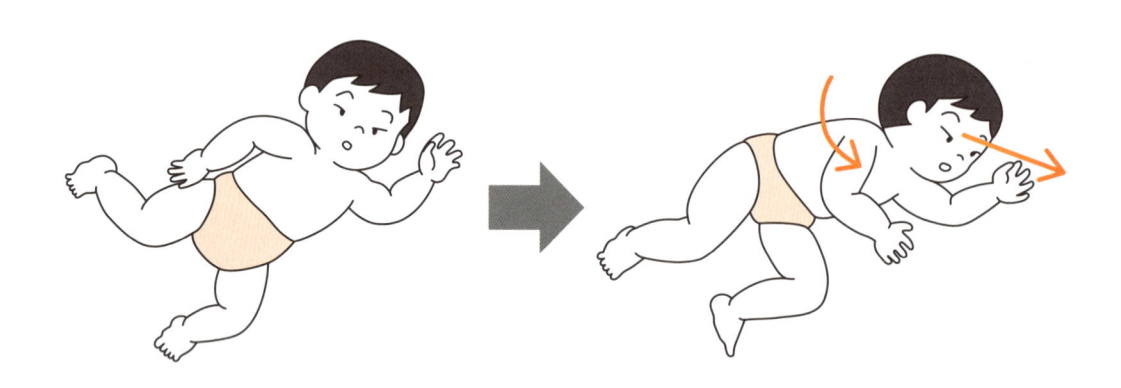

　上にある腕が背中のほうに向いていると体の回旋を妨げてしまうので，肩を前に出すように介助してあげるとうまく寝返りができます．また，寝返りをするためには寝返りする方向に顔が向いている必要があるので，体の向きと顔の向きが同じ方向を向くようにします．

3　移動動作

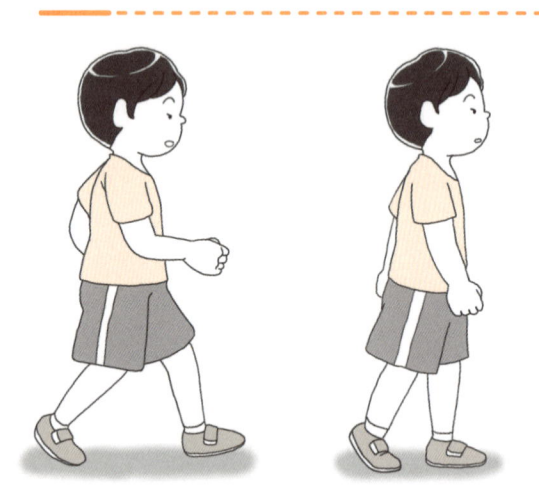

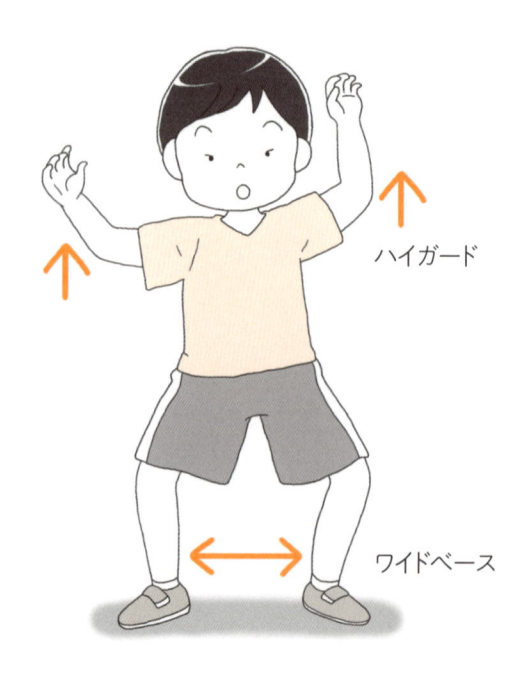

ハイガード

ワイドベース

　ダウン症児は重大な併存症がない限り，歩けるようになると考えてよいと思います．
　歩けるようになる時期は個人差がとても大きいです．

ⓐ 考えるポイント

> **POINT**
>
> ①左右への重心移動
> ②ハイガード，ワイドベース
> ③外反扁平足

ⓑ 機能評価

片方の足を持ち上げるために，もう一方の足で体重を支える必要があります．

仁王立ちのままでは，足を上げることはできないのです．どうしても左右の足への重心移動が必要になります．

両足で立っているためには，誰でも平衡（バランス）をとらなければなりません．そのためには，筋肉の微妙な力加減が必要です．まだ十分にバランスがとれない頃は，両足を開いて支持面積を広げて倒れにくくします（ワイドベース）．また，両腕を上げて上半身の筋肉を働かせて体幹を安定させたり，上げた腕でバランスをとったりします（ハイガード）．

立位時，歩行時は足の裏で体重を支えます．そのため，やわらかい土ふまずはつぶれてしまい，外反扁平足（p88 参照）が生じることがあります．

ⓒ 環境づくり

歩くことが目的で歩いているのは，初めのうちだけです．人が歩く（移動する）には，歩く目的が必要です．目的を作ってあげてください．

ⓓ 支援の例

①台などを伝って，横歩きができる子

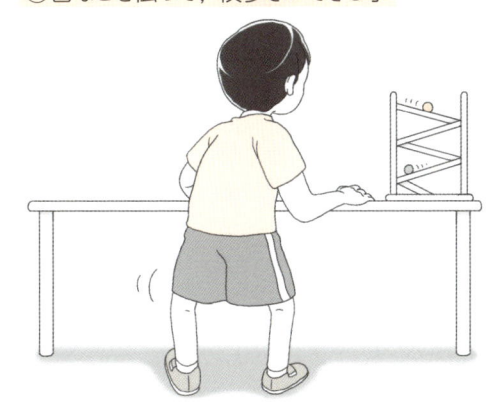

手が届きそうで届かないところに大好きなおもちゃを置いておき，それを目標にして伝い歩きの意欲を高めます．おもちゃでなくても，興味がありそうな物ならいろいろ試してみることが大切です．

立っているとき，歩いているとき，足の裏はどんな感じがしているのでしょう．かかとの感じ，つま先の感じ，土ふまずの感じ….

歩けるようになってきたら足音をさせないで歩けるように，足の裏に注意を向けさせます．

②体幹や上肢を支えれば，歩ける子

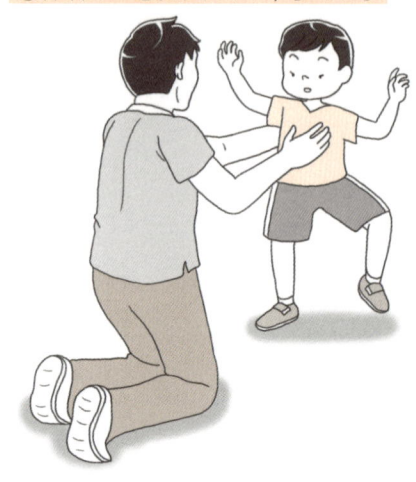

③一人で数歩，歩ける子

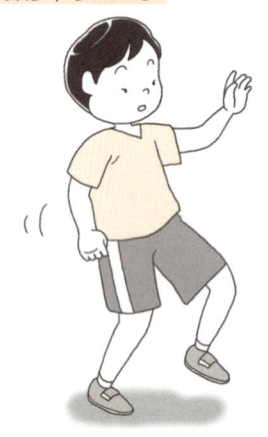

歩きたくない理由がきっとあるはずです．

疲れた（易疲労性），歩かせられるのがイヤ（自分から歩くのは意欲的），足底の感覚過敏，歩くことよりも今やりたいことがある，など….

そんなときは無理に歩かせようとせずに，歩きたい気持ちになるまで待ってあげることも大切です．

④歩けるのに歩かない子

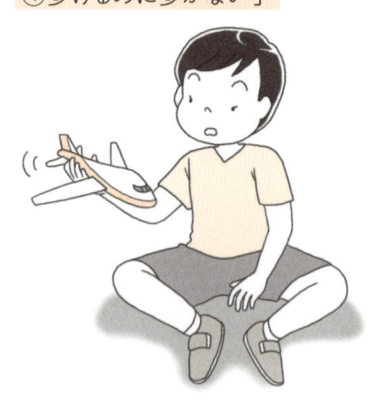

4 階段昇降

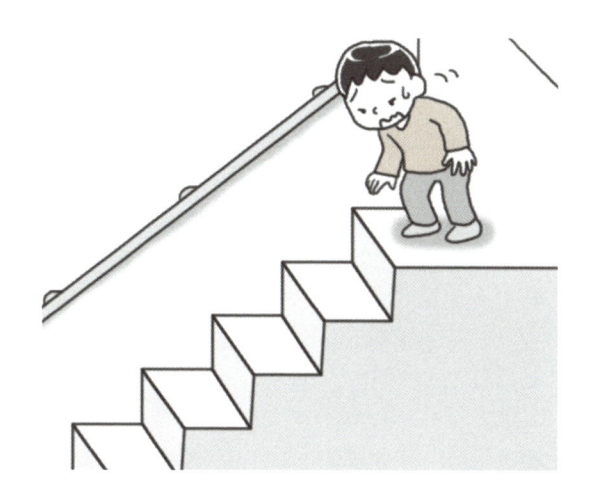

ⓐ 考えるポイント

> **POINT**
> ①段差の持つ意味
> ②上りの練習から，下りの練習へ

　独歩ができるようになる前から，両手を介助して段差を越える練習を始めます．まずは上りの練習からです．階段の上りは，目の前に明確な目標があるので足を出しやすいのです．そして，上りでは片足を上げている時間が長いので，支えている足でのバランスの練習にもなります．

　階段を下りる体勢が整わないうちに足を下ろそうとしてしまう子どもがいます．両手を介助してもらっているので，不安定で転びそうになってもお構いなしで下りようとします．足下を全く確認しないように思える子どももいますが，実際には視野の片隅でチラッと見て確認しています．

ⓑ 機能評価

　階段昇降練習で確かめたいのは，太ももの前面の筋肉が十分働いているかどうかです．この筋肉が弱いと膝を軽く曲げたときに「ガクッ」と急に曲がってしまうか，膝を伸ばしきった反張膝（p18 参照）になってしまいます．

ⓒ 環境づくり

　段差はただの障害物ではありません．たとえ少しでも高いところに上ると視線が高くなり，景色の見え方が変わることを知る機会になります．

ⓓ 支援の例

　階段を下りる練習は，上りの練習を何度も行って慣れた後に行います．まずはお尻で一段ずつ下りる練習をします．階段を下りるのは，たとえて言えばゲレンデの急斜面をスキーで滑り降りるような感じです．初めは怖いので尻込みしてしまうかもしれません．上りも下りも，できたら褒めてあげながら一段ずつ練習しています．

①小さな段差から始めて，普通の階段へ．手をつないでいても構わないので，段差にどんどんチャレンジしていきましょう．

②いろいろな上り方，下り方をしてみます．
　1）手をつないで，または手すりを持って
　2）1 段に両足をのせて（2 足 1 段）
　3）左右交互の足で 1 段ずつ（1 足 1 段）
　4）1 段とばしで
　5）後ろ向きで上り下り

③歩ける子どもの場合は，左右の足への重心移動をつないだ手から介助してあげます．

5　運動学習

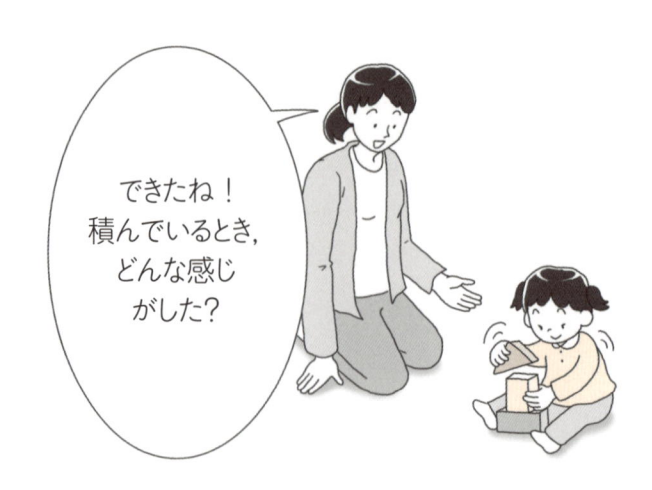

> できたね！
> 積んでいるとき，
> どんな感じ
> がした？

ⓐ 考えるポイント

POINT

①運動することは，体の動きを学習すること
②感覚の学習と運動の学習は表裏一体

ⓑ 機能評価

　手足や体幹は運動する器官であるとともに，自分の体の動きを知るためのセンサーです．

　目に見える手足の動きがどのようになっているかだけではなく，このような手足の動きから子どもは何を感じ取っているのか，一緒に考えてあげることが大切です．

　たとえば，仰向けで片側の股関節と膝関節を曲げたとき，私たちは曲げた膝関節の前面をどのように感じているでしょうか．「引っ張られた感じ」「皮膚が伸ばされた感じ」「前から押された感じ」など，その人だけが言い表すことができる「感じ」があるはずです．「膝が曲がった感じ」というのでは，感覚を十分使って言い表したとは言えません．目で見れば誰にでもわかる手足の動きだからです．

　子どもにとって自分の感覚をことばにするのは，容易なことではないと思います．たとえば，手足を動かしてあげて「どんな感じがする？　ギュッとなる？」のように，YESまたはNOで答えられる質問から始めて，徐々に自分自身のことばで考えられるように導いてあげると良いと思います．

ⓒ 環境づくり

　目に見える手足の動きだけをとらえて「できる」「できない」と判断してしまうことが多いと思います．しかし，発達を考えるうえでは手や足の動きを「どのように感じているのか」を一緒に考える環境をつくることが大切です．

ⓓ 支援の例

　日常生活の中で運動学習，感覚学習を促すことができます．

①食事動作

　プリンをスプーンですくって口に運ぶことができたら「プリンはおいしい？」「…プリンはやわらかい？」「…冷たい？」「…スプーンを上手に持てた？」など，いろいろな感覚を，ゆっくり聞いてあげましょう．

②排泄動作

　トイレットトレーニングの時期には，おむつにおしっこやうんちが出たら，お尻の感じを聞いてあげてください．便座に座っておしっこやうんちが出たら，まず出たことを褒めてあげましょう．そして，「お腹はどんな感じ？　お腹に力が入ったね．今は力が抜けたね」など筋肉が働いていたことを意識させてあげましょう．

③更衣動作

　丸首のシャツを頭からかぶって着るときは「○○ちゃんの手は，今どこにあるかな？」とたずねてあげてください．着るのが難しければ手伝ってあげても構いません．かぶっている最中は目で見て確かめることができないので，手の動きに注意が向くはずです．

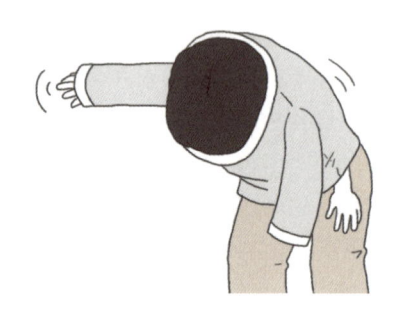

④入浴動作

　一緒にお風呂に入るときには，お湯に白濁の入浴剤を入れて，湯船の中の自分の手足が見えないようにします．お互いの手足を触って「手，足はどこにあるかな？」とたずねてあげてください．入浴用のおもちゃがあれば，湯船の中で何に触っているか当てさせます．

⑤整容動作

　朝，顔を洗った後はできるだけ自分で顔を拭かせます．そのとき，顔のどこを拭いているのかをたずねましょう．爪を切るときには，パチン，パチンと切ってしまわずに，長かった爪が短くなる様子を「ほら，爪が短くなるよ」と確かめながら切っていきます．

　答えが返ってきても，返ってこなくても，そのときにわかっていても，わかっていなくても，感覚に注意を向けるきっかけを作ることが目的なので，何度もたずねてあげることが重要です．このように自分の身体に注意を向けて身体イメージをしっかり作ります．こうすることで運動を制御するためのセンサーが働きやすくなり，運動が上手にできるようになります．

　感覚には大きく分けて「表在感覚」と「深部感覚」があります．運動のセンサーはおもに「深部感覚」といわれるものです．この感覚を意識させる方法には決まった方法はありません．子どもが好ましいと思う方法で運動したときに，そのときどのように感じていたかをたずねてあげればよいのです．

C. 日常生活におけるリハビリテーション

1 食事動作

ⓐ 考えるポイント

POINT
①食べものを口に入れる前の段階が重要
②食器の使用

ⓑ 機能評価

　食事は栄養を摂取するために必要ですが，目的はそれだけではありません．口を介して食べることは，口唇や舌の運動を促してことばにつながります．また，彩りや香り，味，食感，温度などを感じて楽しむことも重要です．なにより食事の時間が，楽しい団らんの時間になっていることが大切です．

①食事の5相

第1相　第2相　第3相　第4相　第5相
認知期—準備期—口腔期—咽頭期—食道期
判断の時期　そしゃく～飲み込む時期

　「判断の時期」に食事が正しく認知・準備されないと，偏食や大食といった問題が生じます．

②食器の使用

　道具を使うということは，道具を身体の一部としてイメージするということです．箸や茶碗やコップを使って食事をするとき，うまい具合に口元に食器を持っていくので，こぼさず食事をすることができるのです．このとき，手で持っているコップが手の延長になって機能しています．

　また，自分ができる範囲での動作や行為は，他者が行っている様子を見るだけで，まるで自分が行っているように脳は感じます．ところが体操の吊り輪やスキーのモーグルのように，一般の人には難易度が高すぎてできない動作や経験したことがない動作は，同じように他者が行っている様子を見ただけでは，自分が行っているようには感じることができません．これらは脳のミラーニューロンの働きによるものとされています．

　ミラーニューロンの考え方に従うと，食器を手に取った経験があれば，正しい方法で食

器を使っている様子を見ることによって，脳は食器の使い方を学習してくれます．同年代の友だちが食事している環境の中で食事をし，他者をまねすることによって，食器の使い方を身に付けることのほうが，口で説明して指導するよりも，うまくいくかもしれません．

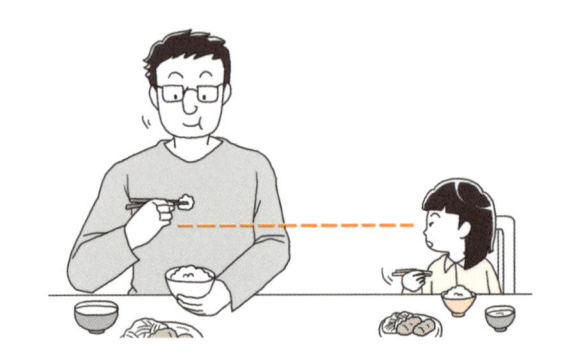

ⓒ 環境づくり

食事の問題としてまず挙げられるのは偏食ですが，多少の好き嫌いは許されるとして，白米しか食べないとか，野菜は絶対食べないとか，栄養バランスの偏りが生じる場合は改善が必要です．少しずついろいろな食べ物を味わってほしいと思います．

- 食環境を変える
  1）見た目を変える（盛りつけ，量，食器など）
  2）シンプルな味付けから複雑な味付けにするなど，味に変化をつける
  3）食感を変える
  4）食べる場所を変える
  保育園では食べるのに，家では食べないという子どももいます．公園で食べたり，ファミリーレストランで食べたり，いろいろな場所を試してみてください．

ⓓ 支援の例

①偏食を改善する

食べさせられるだけではなく，自分で作って一緒に食べる：

お母さんと一緒にサンドイッチを作ってみます．好きな食材，好きではない食材を用意して，いろいろなサンドイッチを作ります．おにぎりでも同じことができます．大きさはできるだけ小さく，一口サイズです．食べやすさも大切です．そして，ポイントは子どもが作ったサンドイッチをお母さんが一緒に食べるところにあります．食べさせられている食事から「自分で作って」「一緒に食べる」食事へ変わっていきます．

これが認知・準備期という食事動作への第一歩です．何を食べるのかを知ってもらうことから食事は始まります．

②おいしい感覚を探す

口内調味：

日本人は口の中で味を作ることができると言われます．ご飯を食べ，おかずを食べ，汁を飲むといういわゆる「三角食べ」を食文化として，躾けられてきました．単品としてコース料理を味わう国の人々とは異なります．そうやって自分の好きな味付けを口の中で作るのです．

おいしいと思う感覚は人それぞれ違うのですから，好みの味や食感を一人ひとり探す必要があります．

2 排泄動作

ⓐ 考えるポイント

> **POINT**
> ①トイレの失敗体験はできるだけ少なく．
> ②排泄する感覚，トイレでしたほうが気持ちいい．
> ③更衣動作（ズボン，パンツ）．

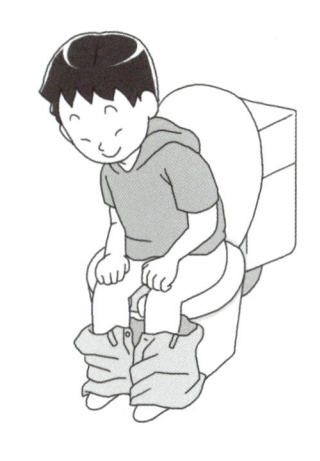

排泄動作はいろいろな行為からなる複合動作です．移動，更衣，排泄，後始末，整容（手洗い）など一連の動作がすべて自立する必要があります．もちろん適切な場所で，適切なときに排泄しなくてはならないので判断力も必要になります．

トイレットトレーニングの時期は，羞恥心や自尊心を身に付ける機会にもなります．トイレの失敗を必要以上に指摘せず，うまくトイレでできたときにほめてあげると自信につながります．

ⓑ 機能評価

①反射的排泄

どの子も赤ちゃんの頃は反射的に排泄してしまうので，おむつを使います．発達が進むと，反射を押さえて排泄を制御できるようになります．通常は 2〜3 歳の間でおむつがはずれることが多いと言われます．

ですので，生理的に排泄を制御できるようになるこの時期以前におむつ外しにチャレンジしても，それは無理というものです．そして，ダウン症児ではこの時期が 6，7 歳になることもあるようです．個人差も大きいのでその子にあった時期におむつ外しをすることが大切です．

②排泄の感覚

排泄は快の感覚です．我慢（制御）から解放された「いい気持ち」を感じているか，お

しっこが出たら確かめてあげてください．また，トイレでおしっこしたほうが，目や耳で確認できるので排泄の感覚がわかりやすく，気持ち良さが実感できます．

　子どもにとってうんちは体の一部です．水洗トイレの水を流すときには「うんちさん，バイバイ」と言ってあげると排泄に親近感を持つことができます．

ⓒ 環境づくり

　タイミングを見計らって，トイレに腰掛ける習慣を身に付けます．出る気配がないのに座っても，トイレ動作にはつながりません．

ⓓ 支援の例

　以下の順番でサポートしましょう．
　1）ズボンとパンツの上げ下ろし練習
　2）腹筋に力が入りやすいように体を前傾させる
　3）排泄の後にどんな感じがしたのか，感覚を確かめてあげる

3　あそび

ⓐ 考えるポイント

> **POINT**
> ①子どもにとってのあそび
> ②光，感触，音を感じる
> ③やらされ的なあそびは嫌い

　あそびは子どもの想像力の中で自由に行われるものであり，子ども自身が楽しんでいることが重要です．

ⓑ 機能評価

　あそびには感覚運動あそび，構成あそび，社会的あそびがあります（**表 1**）．どのあそびが得意で，どのあそびが苦手なのか，これらの視点から観察します．

表 1　あそびの種類

感覚運動あそび	見たり，触ったり，体を動かすあそび
構成あそび	作ったり，組み立てたり，描いたりするあそび
社会的あそび	ゲーム，スポーツ，人間関係が必要なあそび

ⓒ 環境づくり

　大人は必要以上に介入せず，子どもに感じさせたり，考えさせたりする環境をつくって

あげる工夫が必要です．時には見て見ぬふりをして，声を掛けるのを我慢してみてください．

　一般的に子どもの月齢が小さい頃には，「〜してごらん」，「〜たのしいねぇ」など，大人が子どもの気持ちや行為，またはあそびの先取りをしてしまうことがあります．子どもに自我が現れると自然とそのような声かけは少なくなりますが，ダウン症児の周りの大人はいつまでも声かけをすることが多いように思います．

　ダウン症の人は「やらされ感」が嫌いなことが多いため，自分の意志とは異なる誘いかけをされて一度気持ちを損ねると「殻にこもってしまい」，なかなか抜け出すことができません．たとえ，こちらからあそびを提示したとしても「自分で選んで決めたあそび」という意識を持ってもらうことが大切です．

ⓓ 支援の例

①感覚運動あそび

　押した鍵盤が光り，音が出るキーボードであそびながら，介助立位でバランスの練習．

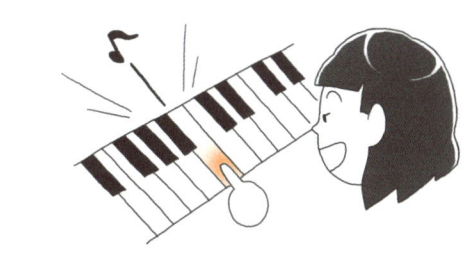

②構成あそび

　積み木やブロックなど，遊び方が決まっていないおもちゃを使って，自由に形を作る．

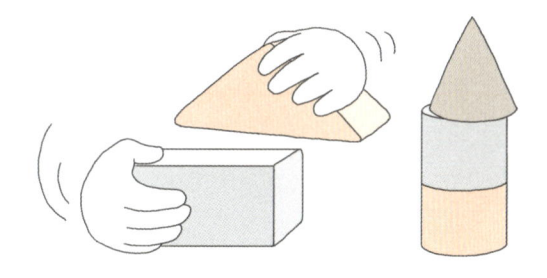

③社会的あそび

　ままごとあそびのような，役割のあるあそび．

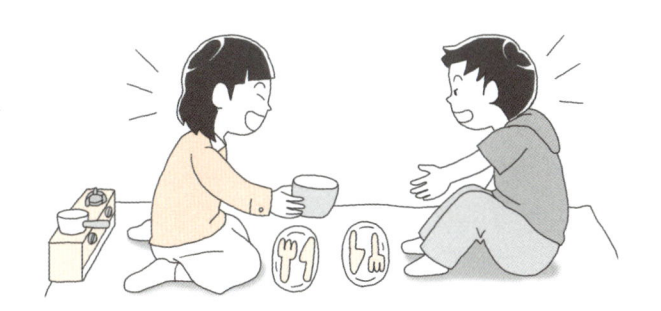

　どのあそびもはじめは集中できず，短時間で終わってしまうかもしれません．一つのあそびが終わって別のあそびに移り，また元のあそびに戻ってきたりします．あそびは強制せず，やりたいあそびをさせてあげます．

　また，他のあそびも促したいときは，今楽しんでいるあそびを取り上げたりせず，他の道具やおもちゃをそれとなく視界の中に入れて放っておきます．自分からあそびを見つけるように促すのがポイントです．もし見つけて気に入ってくれれば，一生懸命にあそびます．

4 身体イメージを育てるための支援

道具の操作，ルールのあるあそびなどに必要な「空間知覚」と「身体イメージ」を育てるための支援です．あそびの経験を通して身に付けていきます．

ⓐ 考えるポイント

POINT

①視覚や聴覚から空間を把握するあそび．
②触覚経験から身体イメージを形成するあそび．
③自信を持ってあそべるように難易度を考慮する．

ⓑ 空間を把握するあそび

バレーボール程度の大きさのよく弾むボールを両手でドリブルします．ゆっくりでもよいので，できるだけ連続して行います．次に二人一組になり，相手に向かってボールをバウンドさせ，渡したり受け取ったりします．相手が受け取りやすいように投げることができれば，空間把握ができていると考えられます．ボールが早く動くと目で追うことができない場合は，風船を使います．手でできるようになったら，足を使って蹴って受け渡しを行います．

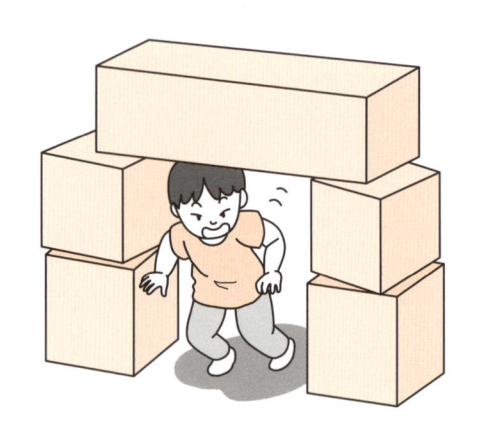

ⓒ 身体イメージを形成するあそび

指示された身体部位に触ります．「手」や「足」など目で見ることができる身体から始めて，徐々に「耳」や「腰」など目で確認することが難しい部位を指示します．寝る前にお布団の中で指示された身体部位に触れたり，入浴時に首まで浸かった湯船の中で指示された身体部位に触れたりするのも良いでしょう．

ⓓ 空間に対して身体イメージを使うあそび

大型遊具の積み木やダンボールを積み重ねて作ったトンネルをくぐり抜けるあそびでは，身体イメージが不十分であるとぶつかってトンネルを崩してしまいます．サーキットの課題の一つに入れて行うと自ら進んでくぐってくれることが多いです．いろいろな大きさのトンネルを配置するのがポイントです．

D．ことばのリハビリテーション

1 意味のあることばが出る前の時期

ⓐ 考えるポイント

> **POINT**
> ①赤ちゃんからの表出に，周囲が敏感に反応することが次の表出につながります．
> ②ことばを覚えるためには，経験が大事です．
> ③赤ちゃんの興味に大人が合わせることが大切です．

ⓑ 機能評価

　初めは泣くだけだった赤ちゃんですが，アーアー・クークー，アブアブ・ダッダッダなど，将来のことばにつながる発声ができるようになっていきます．そして，首が動かせるようになると音のしたほうに顔を向けるようになります（ア）．音が聞こえることは，しゃべるために重要な要素です．

　周りの大人が見ているものに注意を向けるようになります（イ）．これは，他者の気持ちを理解する力になっていきます．

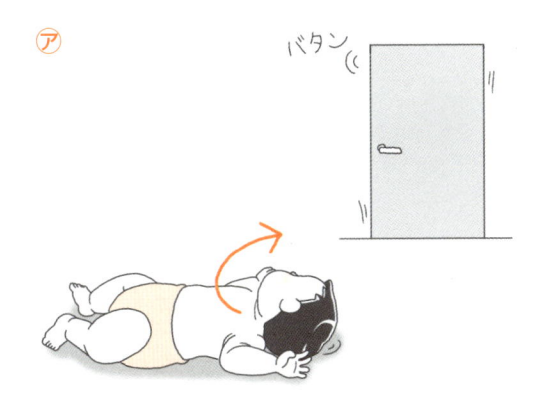

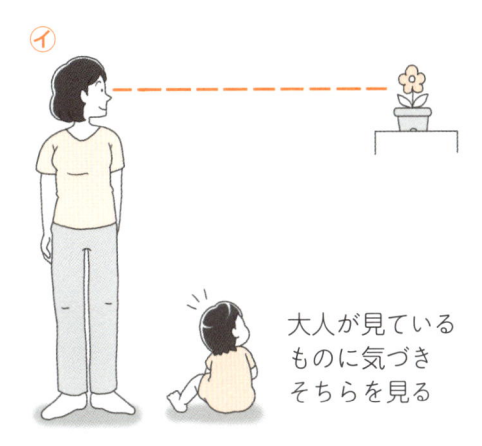

大人が見ている
ものに気づき
そちらを見る

ⓒ 環境づくり

テレビや CD の音がしないところで語り掛けをしましょう.
赤ちゃんのしていることをまねて返しましょう（ウ）.

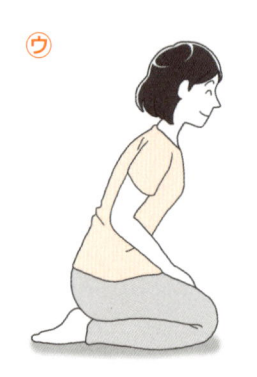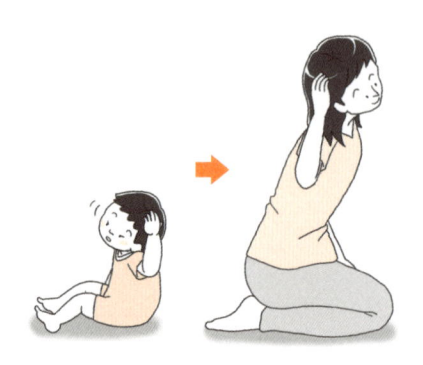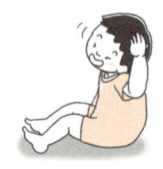

赤ちゃんが発した声や音をまねて返しましょう（エ）.
赤ちゃんが楽しんで繰り返すあそびにたくさん付き合いましょう.

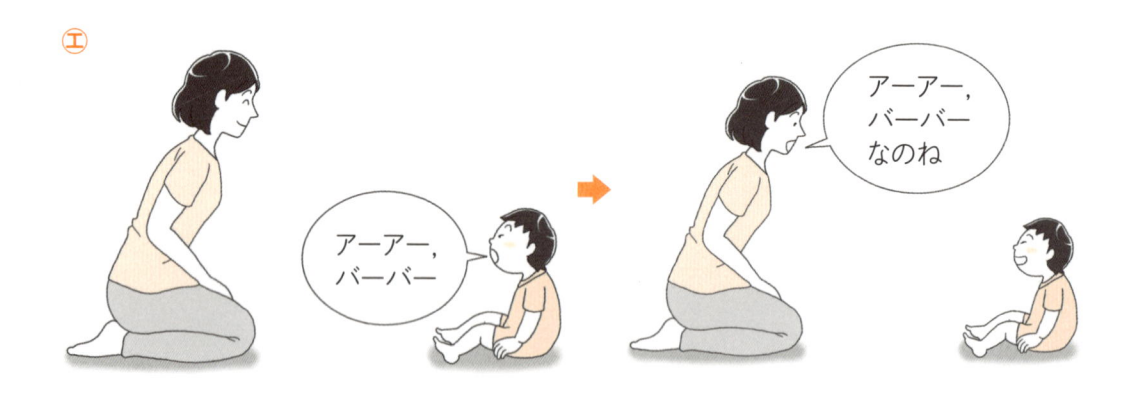

赤ちゃんが見ているもの，興味を持っているものにことばを添えましょう（オ）.
伝える意欲を育てるためには，先取りしてやってあげ過ぎないようにしましょう.

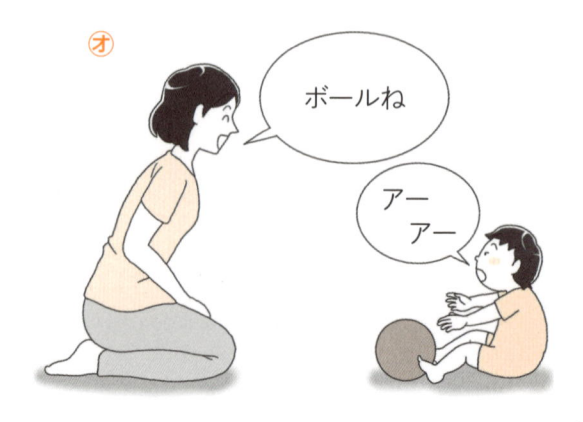

ⓓ 支援

①手あそび歌

一緒に楽しみながら，身振りや発声（歌の一部）の模倣を促します．

②ボールのころがしあい

「交代に」が経験できます．やり取りにつながっていきます．

③いない いない ばぁ

大人への期待感を高めるとともに，すこしずつ役割を子どもに移していくこともできます（ⓒ）.

④絵本の楽しみ方

かじるだけ，めくるだけ，のような赤ちゃんならではの楽しみ方にも付き合いましょう．絵本はイラストがシンプルで丈夫なものを選びましょう．

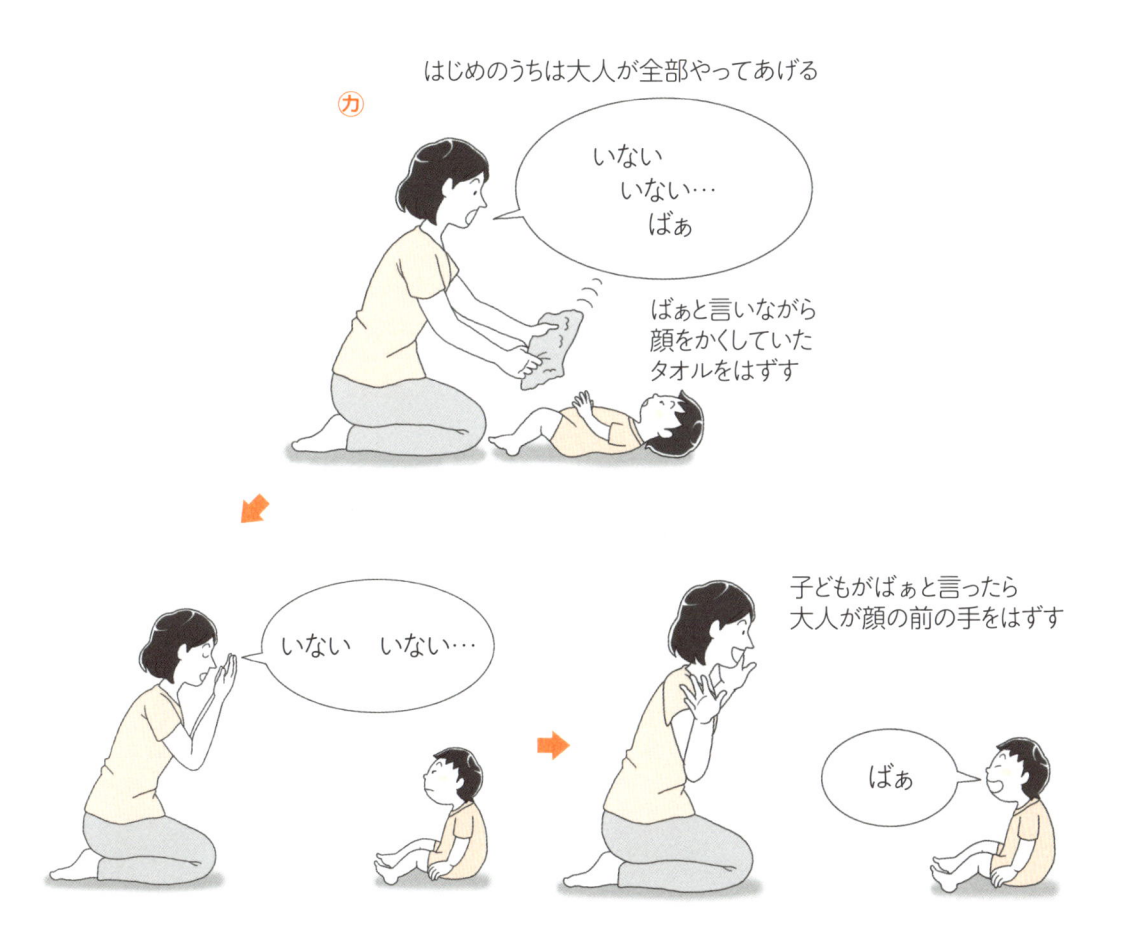

ⓒ
はじめのうちは大人が全部やってあげる

いない
いない…
ばぁ

ばぁと言いながら
顔をかくしていた
タオルをはずす

いない　いない…

子どもがばぁと言ったら
大人が顔の前の手をはずす

ばぁ

ⓔ 留意点

おとなしい赤ちゃんには大人が積極的に関わるようにし，赤ちゃんからの表出を引き出すようにしましょう．

2　意味のあることばが出始める時期

ⓐ 考えるポイント

> **POINT**
>
> ①ことばは，わかるのが先，言えるのはその後です．
> ②はなしことばだけが表出の手段ではありません．
> ③伝えたい気持ちを育てることが大切です．

ⓑ 機能評価

　お母さんがバスタオルとお着替えを用意するのを見てお風呂に行こうとするなど，状況を見て何が起こるか，自分が何をするべきかがわかるようになります（㋐）．そして，「○○ちょうだい」，「ナイナイ（お片づけ）しようね」などの簡単な指示に従えるようになります．また，表情や発声，指さしを使って，要求を伝えられるようになります（㋑）．

　身振りでの要求行動を示すダウン症児ほど，1年後に表出できることばが豊かであるという報告もあります．

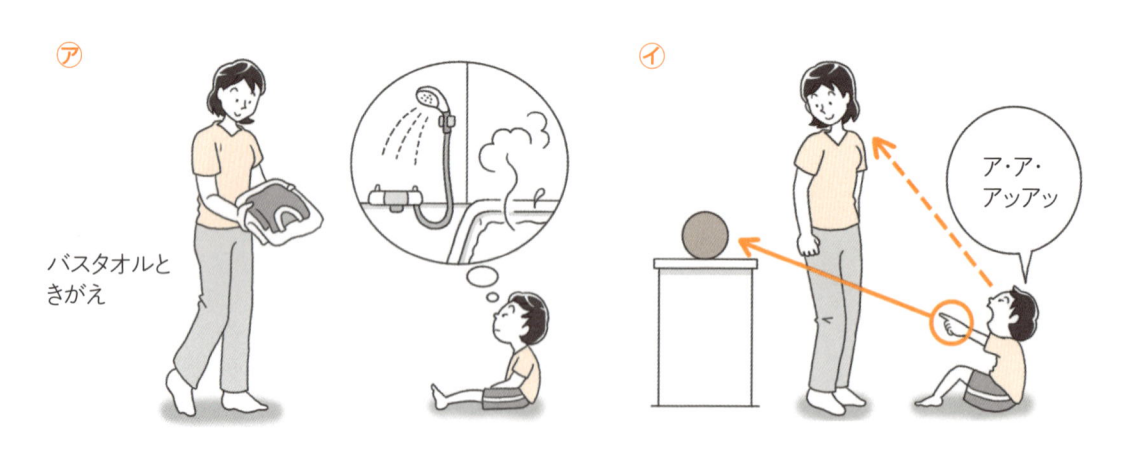

㋐　バスタオルときがえ

㋑　ア・ア・アッアッ

ⓒ 環境づくり

　子どもがやっていることやそのときの気持ちを代弁して伝えてあげましょう（ウ）.

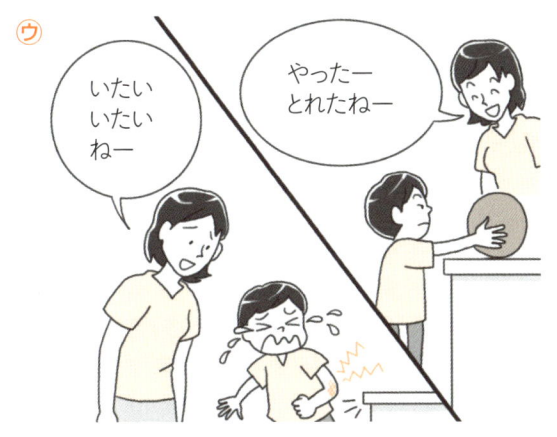

ぶつけて泣いているとき

　身振り, 表情, 発声など, ことば以外で伝えてくれることにも, しっかり応えましょう（エ）.
　ことばに身振りを添える, 幼児語や繰り返しのオノマトペを多用するなど, 子どもがわかりやすくまねしやすいモデルをたくさん示しましょう（オ）.
　オノマトペ：Onomatopée（仏）. 音や声をまねた擬音語, 擬声語や状態をまねた擬態語は, 表現したい状況をわかりやすくする効果があります.
　オノマトペの例：トントン, ジャージャー, キラキラ, など.

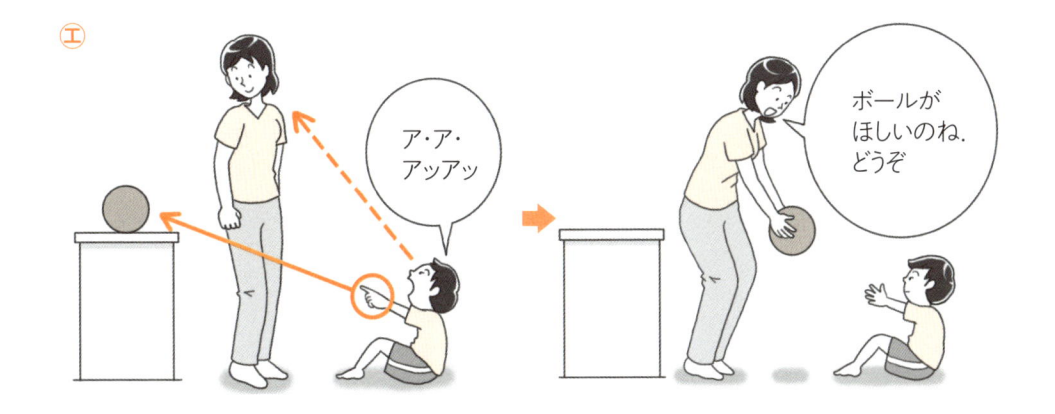

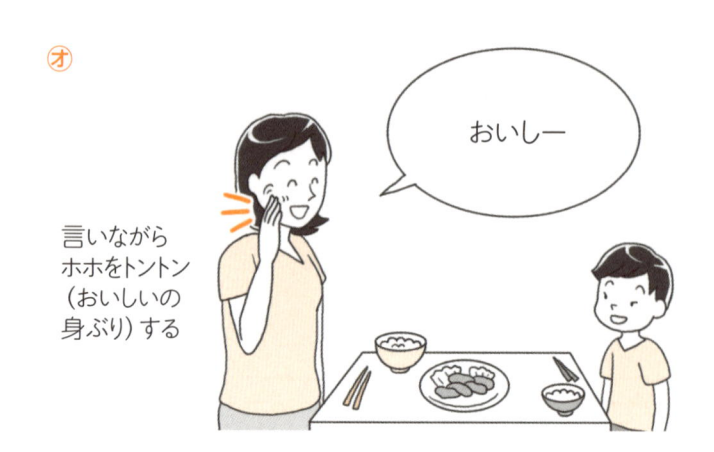

ⓓ 支援

①仲間分け

積み木とミニカーをそれぞれのカゴに片づける，洗濯物を自分のものとお母さんのものに分けるなど，仲間分けをしてみましょう．「仲間」の意識を育てることができ，状況理解にもつながります．

②ままごとあそび

女の子だけでなく，男の子もままごとあそびが大好きです．料理・洗濯・赤ちゃんの世話などの場面設定をして，親子でたくさん楽しみましょう．ふりあそび，見立てあそびの発達につながります．

ⓔ 留意点

発音の不明瞭さやことばの誤った使い方がみられるのはあたりまえです．叱ったり，訂正したりするのではなく，受け止めたうえで正しいモデルを聞かせてあげましょう（ⓚ）.

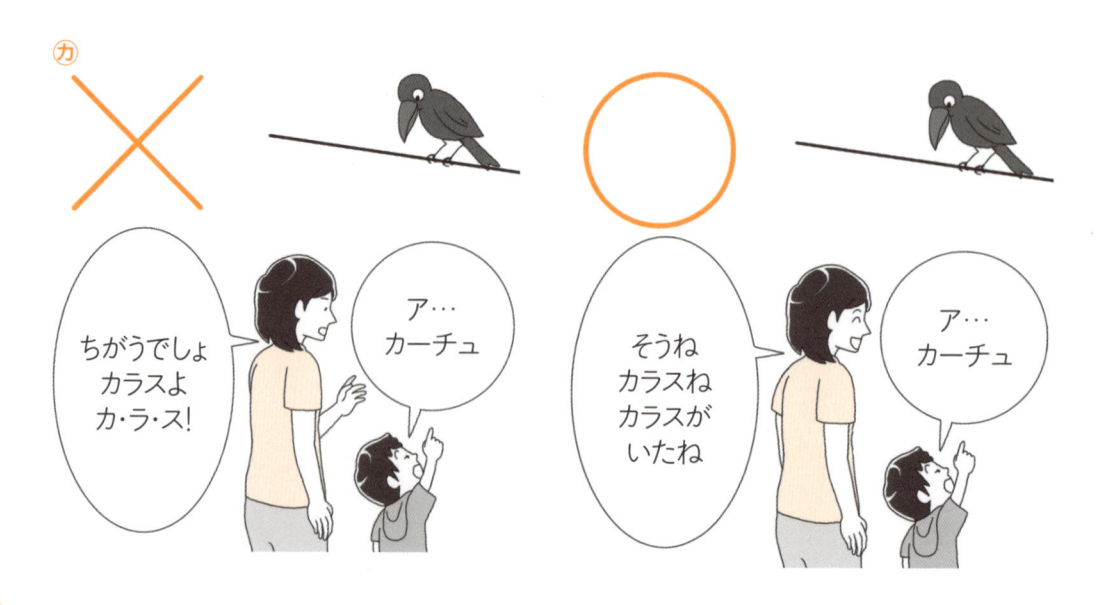

3 文レベル〜たくさんお話する時期

ⓐ 考えるポイント

> **POINT**
>
> ①経験を通して語彙が拡大します.
> ②話しことばだけでなく, 身振りサイン（手話）, シンボル, 文字などさまざまな手段を使うことが, 豊かな表出につながります.

ⓑ 機能評価

子どもは, 聞き取りやすい音, 発音が簡単な音から順に発音の仕方を覚えていきます（**表1**）. 記憶力がついてくると, 過去に起こったことを伝えられるようになります. さらに経験したことを踏まえて, 未来のことをイメージすることもできるようになります（ⓐ）.

表1 子どもが獲得する音の順

比較的早く獲得する音	母音, マ, バ, パ, ナ, ダ, タ行
比較的遅く獲得する音	サ行, ザ行, ラ行, ツ　など

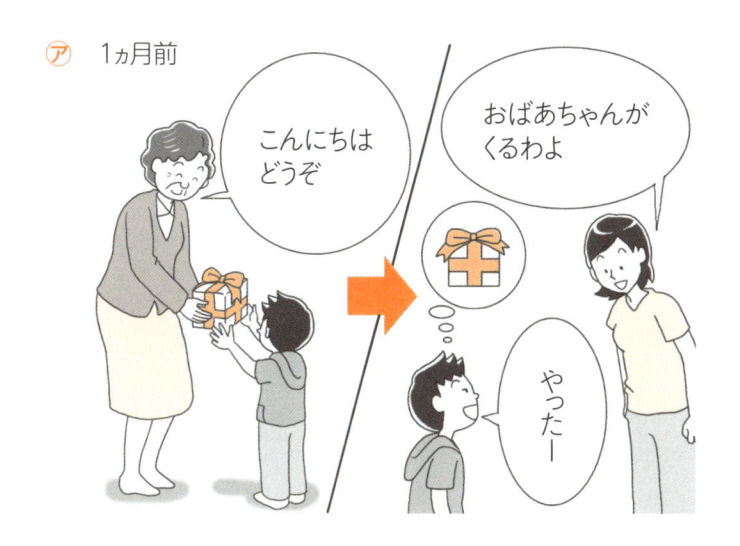

ⓐ 1ヵ月前

また, 色名や数の概念, 形容詞は, あそびや関わりの中で経験を通して覚えていきます. 身に付けるためには, たくさんの経験が必要です.

「パパ　きた」のようにことばが2つつながる, 手を広げて（大きい身振り）からハンドルを握るまね（車の身振り）をして「大きい車」を表す, など複数の要素を表出できるようになります.

ⓒ 環境づくり

　子どもが言ったことばを，少し拡げて返してあげましょう（ⓘ）．保育園や学校での行事，家族旅行などの写真を見ながら，たくさんお話ししましょう．ストーリーのある絵本を読み聞かせてあげましょう．

　「お買い物に行こう」と言いながらスーパーの写真を見せるなど，大人が関わるときにもことば以外の手段を用いましょう．

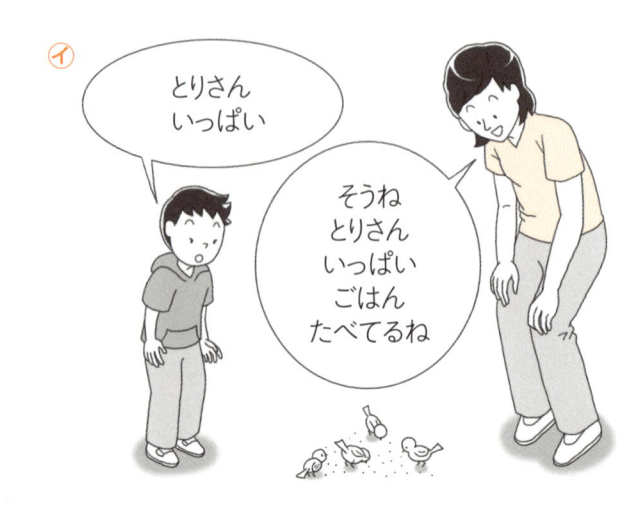

ⓓ 支援

- お買いものごっこ→パターンの決まった活動を通し，セリフを言ったり，役割を交代したりする中で表出を促します（ⓤ）．
- お手伝い→家族の一員として役割を担うことを経験させます．生活の流れの中での自分がやるべきことの理解にもつながります．

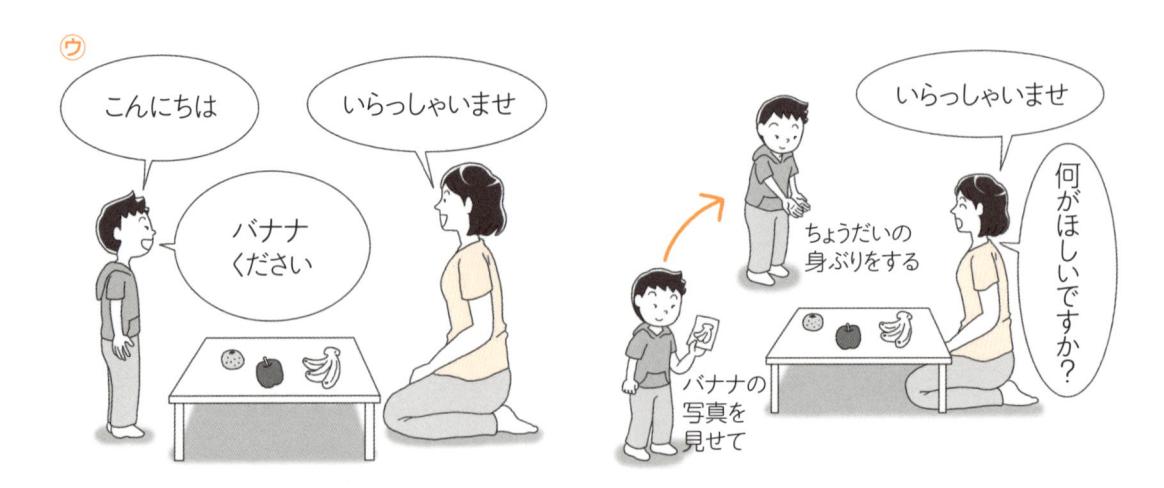

⑥ 留意点

　発音の不明瞭さや吃音のある子どもに対して，言い直しをさせたり，訂正したりすることはやめましょう．早口な子どもの場合も同様です．伝えたいという気持ちをくじいてしまいます．

　とくに吃音については，叱ったり言い直しをさせたりせず，ゆっくりと聞く，という対応を心がけ，伝えてくれる内容に耳を傾けましょう（エ）．必要に応じて専門家の支援を受けることも選択肢の一つです．

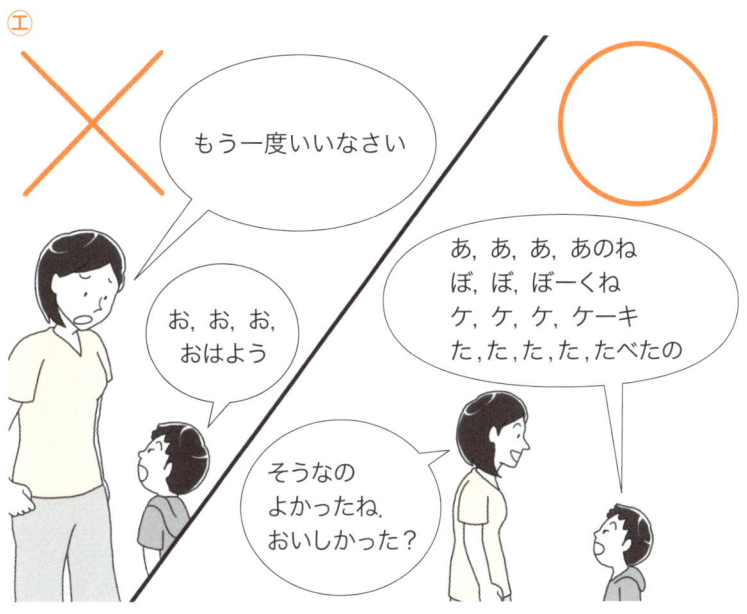

しゃべり方に注目するのではなく，内容をしっかり聞きましょう

4 さまざまな手段を用いたコミュニケーション

ⓐ 考えるポイント

POINT

①話しことば以外の方法でも，たくさんのことを伝えられます．
②ほかの手段を用いることは，話しことば（理解・表出ともに）の発達の妨げにはなりません．
③支援者が伝えてほしいことよりも，ご本人が伝えたいことを大切にしましょう．

ⓑ 機能評価

　言われていることがだいぶ理解できるようになって，何か伝えたい様子があるけれども，なかなかことばが出てこないこともあるかもしれません．または，出てくることばだけでは，少なかったり発音が不明瞭だったりして十分に伝えられないこともあるでしょう．

　大人が先にことばに身振りを添えて伝えていると，それを見ている子どもも身振りを覚えて，伝えたいことを伝えられるようになります．実物のリンゴと写真のリンゴが，"おなじリンゴ"だとわかるようになると，「りんご　ちょうだい」というかわりに，リンゴの写真を手渡して要求できるようにもなります．

　ことばの表出が十分でなくても，ことば以外の手段を用いてやり取りをすることで，コミュニケーションの楽しさが経験でき，伝える力が育ちます．これは，話しことばの発達にもつながります．

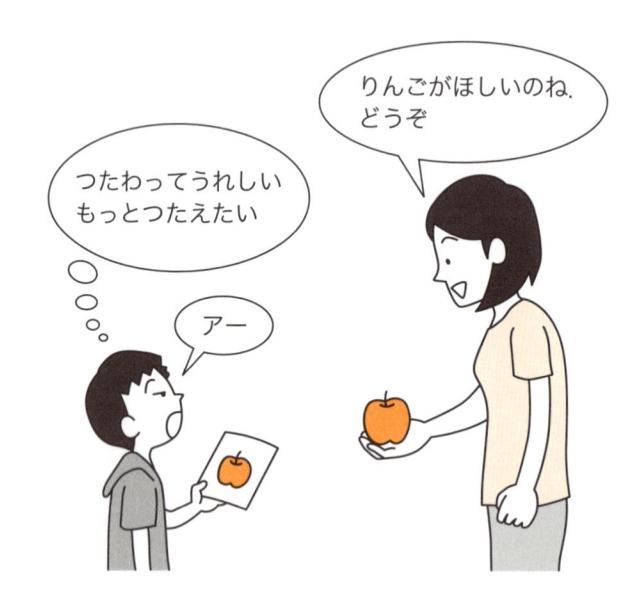

ⓒ 環境づくり

　コップからお茶を飲む身振りをしながら「おちゃをのもうね」と声をかける，ヨーグルトとおせんべいを実際に見せながら「ヨーグルトとおせんべい，どっちをたべたい？」と聞くなど，ことばに視覚的な情報を添えて関わりましょう．おやつやおもちゃなどを選ばせるときには，はじめは実物で選ばせていたものを，理解が進んだらパッケージや写真へとかえていきましょう．実物や写真が意味することはその物のみであることが多いですが，イラストやシンボルになるともっと広い意味を持たせることができます（ア）．写真やイラスト，シンボルで選べるようになると，行きたい場所ややりたい活動なども選べるようになります．

　1 日のスケジュールをシンボルで伝えたり，出かける場所や活動の写真をカレンダーに貼ったりして，写真やイラスト，シンボルを身近な存在にしておけると良いでしょう．

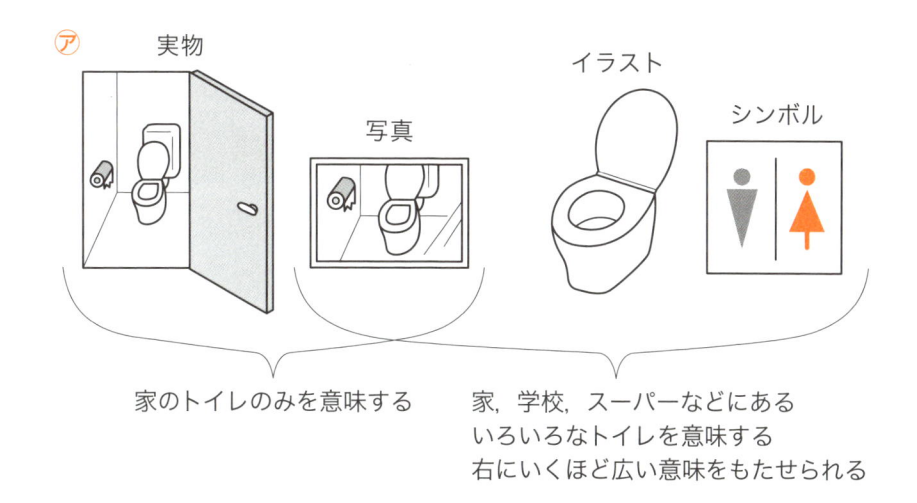

⑦　　実物　　　　　　　　　　イラスト

写真　　　　　　　　　　　　　シンボル

家のトイレのみを意味する　　家，学校，スーパーなどにある
　　　　　　　　　　　　　　いろいろなトイレを意味する
　　　　　　　　　　　　　　右にいくほど広い意味をもたせられる

ⓓ 支援

　たとえば，いくつかの気に入っているおもちゃの写真を撮り，実物のおもちゃは見えない場所に片づけてしまいます．子どもがおもちゃを探す様子がみられたら，写真を見せて遊びたいおもちゃを選ばせます．これを繰り返すことで，子どもは "写真を渡すとそのおもちゃを出してもらえる" と学習できます．おもちゃで遊んでもよい時間にはいつでも要求できるように，写真は子どもの手の届くところに出しておきましょう．

　よく行く場所（保育園・お店・病院など），よく会う人（家族・先生・友達など）の写真を用意して，その写真を見ながら子どもとやりとりをするのも良いでしょう．「誰と遊んだの？」などと聞かれたことに，ことばで答えるのは難しくても，写真を指差すことで答えることができます．

　普段からことばにことば以外の手段も添えて関わることは，子どもにとって理解の助けになります．加えて，子どもが伝えられることも増えていくことが期待できます．

　写真，シンボル，イラスト，身振りなど，使うものは自由で，オリジナルの物でも構いません．マカトン法（マカトンサイン，マカトンシンボル），ドロップス（the Dynamic and Resizable Open Picture Symbols：Drops），絵カード交換式コミュニケーションシステム（PECS®），The Sounds and Symbols など，日本で普及しているものもあります．

ⓔ 留意点

　ご本人が伝えたいことと，関わり手が伝えてほしいことには差があります．関わり手は，「トイレに行きたいと伝えてほしい」と思って，トイレの身振りを教えたり，トイレの写真カードを作ったりするけれども，ご本人にトイレに行きたいと伝えることのニードがなく，身振りや写真カードを使っての要求が定着しない，などということがよくあります．導入の際には，ことば以外の手段が「役に立つ」，「便利なものだ」と思えるようなことば（要求）を吟味し，ご本人の生活が豊かになることを目指しましょう．

E. 乳・幼児期の食べる機能のリハビリテーション

考えるポイント

> **POINT**
>
> ①口の動き（食べる機能）の発達にあわせて食形態を変えていきます（モデルプランは気にしない）.
> ②食事の時間も大切なコミュニケーションの場です.
> ③食べるときにあごや口唇, 舌を動かすことは, しゃべることの準備にもなっています.

1 哺乳のころ

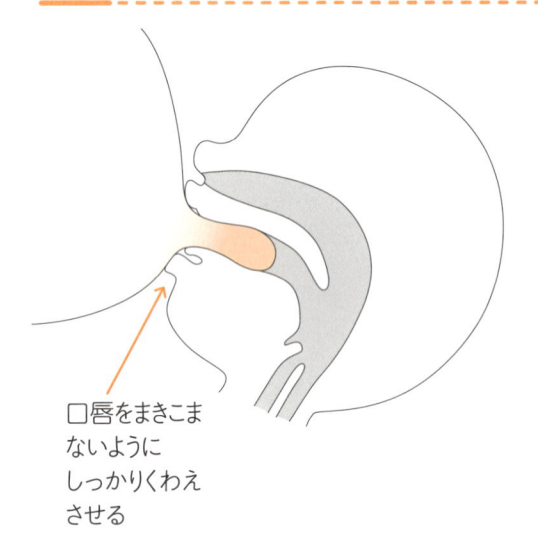

口唇をまきこまないようにしっかりくわえさせる

母乳をしっかり飲むことは, 食べる機能の発達の第一歩です. 母乳が困難なときには, 母乳の飲み方に近づけて作られた哺乳瓶（乳首）を選びましょう. 手なめや指しゃぶり, おもちゃなどをなめることによって, 口はさまざまな感覚を経験します. 赤ちゃんの頬や口の中をマッサージすることも効果的です.

哺乳のときは赤ちゃんとしっかり見つめ合いましょう. 赤ちゃんの吸う様子にあわせて働きかけをしましょう.

2 離乳食開始・初期のころ

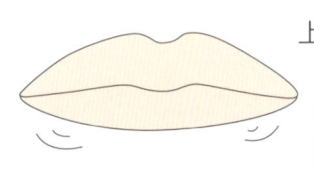

上唇はあまり動かない

下唇はパクパク動く
口唇をとじて下唇をまきこむ動きもある

首がすわり, 支えてあげれば座位がとれるようになることが離乳食開始の目安です. 身体がしっかりしないうちに始めるときには, 抱っこをしたり, イスできちんと姿勢を整えたりしましょう. 口に

入ったドロドロベタベタの食べ物を，口を閉じてゴックンすることが目標です．舌の動きは前後が中心です．

　食べ物を取り込みやすいように，小さめで浅いスプーンを使いましょう．スプーンを口の中深くに入れすぎず，赤ちゃんが口を閉じるのに合わせてまっすぐ引き抜きます．上あごにこすり付けないようにしましょう．

3　離乳食中期のころ

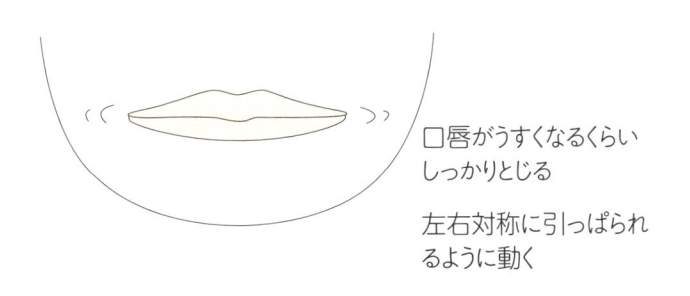

□唇がうすくなるくらいしっかりとじる

左右対称に引っぱられるように動く

　水分を減らしたベタベタの食べ物を，口を閉じてゴックンできるようになったら，舌を上あごに押し付けて食べ物をつぶす練習を始めましょう．

　粒のあるおかゆやよく煮たかぶやニンジンのように，すぐにつぶれる硬さのものが適しています．

　あごを上下に動かす（モグモグする）のにあわせて，舌は前後・上下に動き，左右対称に口角に力が入るようになります．

　適切なペース・一口量になるように気をつけましょう．速すぎたり多すぎたりすると，舌を動かすことができず，押しつぶさずに丸飲みしてしまいます．

　スプーンや食べ物に手を伸ばす「積極性」を尊重しましょう．

4　離乳食後期のころ

　すぐにつぶれる硬さのものを，舌でしっかり押しつぶせるようになったら，奥歯（奥の歯茎）で食べ物をつぶす練習を始めましょう．

ア
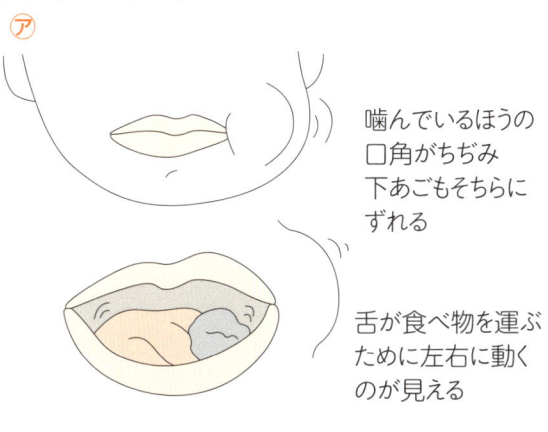

噛んでいるほうの□角がちぢみ下あごもそちらにずれる

舌が食べ物を運ぶために左右に動くのが見える

イ
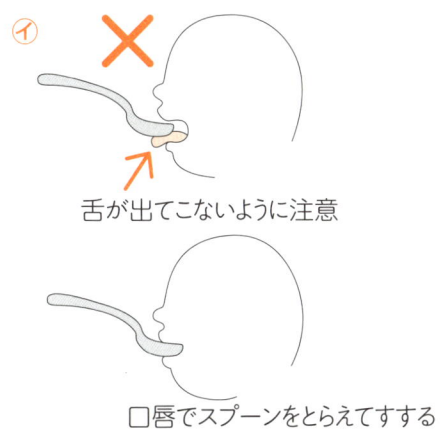

舌が出てこないように注意

□唇でスプーンをとらえてすする

　今まで食べていた離乳食を，ちょっと硬め，ちょっと大きめにしたくらいのもので始めましょう．

　口角に左右非対称に力が入り，あごも左右にずれながら上下に動いていたら，カミカミしているということです．唇の間から，舌が左右に動いて食べ物を歯（歯茎）に運んでいる様子が見えます（口唇を閉じてカミカミできるようになるのはずっと先です）（ア）．

　硬すぎるもの，大きすぎるもの，細かすぎるものはカミカミできず，丸飲みしてしまいます．お口の様子をよく見て食形態を決めましょう．

　スティック状の食べ物を前歯で咬み切る経験もたくさんさせましょう．

　深めのスプーンを使って，水分をすすって飲む練習もしましょう（イ）．

5　離乳食完了期以降

　さまざまな食材の硬さ・大きさに対応してカミカミできるようになると，完了期です．

　スプーンや箸が上手に使えるようになるまでは，手づかみ食べもたくさんさせましょう．

　柔らかく，噛む必要の少ないもの（特にごはん・パン・麺類など）を好みやすい傾向があります．噛んで食べるおいしさを経験することや，バランスの良い食事を心がけましょう．

母乳・ミルクを飲みたがらないとき

　まったく吸ってくれなかったり，大泣きしてしまったりすることがあります．長く続いて体重が増えないようなときには，経管栄養を導入することも必要です．必要な栄養と水分が体に入ることで，哺乳の欲求が高まることもあります．

離乳食を食べなくなってしまったとき

　食形態の変化が原因になっていることがあります．十分食べていた形態に戻し，様子を見ながらゆっくり進めることが大切です．

固形物を丸飲みしているとき

　食形態が食べる機能にあっていない可能性があります．今持っている食べる機能に対して難しすぎる食形態では丸飲みするしかありません．機能にあった食形態にしましょう．

偏食・こだわり

　何かを食べられているなら大丈夫くらいに考え，あまり神経質にならずに対応しましょう．ただし，1回食べなかったからといって嫌いと決めつけずに，折に触れて勧めてみましょう．食べにくさが原因のこともあります．食べやすく調理することも大切です．

ストロー飲み

　スプーンやコップからのすすり飲みができる前にストローを導入してしまうと，口唇で吸わずに，舌と上あごでストローを挟んでおっぱいを飲むように吸ってしまう危険があります．ストロー飲みの導入は焦らずにすすめましょう．

F．リハビリテーションとインフォームドコンセント

考えるポイント

> **POINT**
> ①リハビリテーション に関する十分な説明
> ②リハビリテーションへの同意

　出生後，染色体検査の検査結果により確定診断が行われたら，医師からダウン症であることの告知が行われます．ダウン症の疾患概要と併存症について，説明を受けることになるでしょう．それは出産後数日から数週間以内に行われ，同時に必要なリハビリテーションの処方が出されます．また，出生前診断を希望した場合は，生まれる前にある程度の精度で染色体異常の有無がわかり，両親に知らされます．

1　保護者への説明

　出生前の診断でも，出生後の診断でも，子どもがダウン症であることの説明に際しては，正確で客観的な情報の提供とともに両親へのカウンセリングが必要です．
　特に疾病の症状，健康管理と将来の療育方針，地域社会での支援システムについて十分に説明されるべきです．ただし，すべての説明を医師一人に任せるのは現実的ではありません．それぞれのリハビリテーションにおけるそれぞれの分野を具体的にわかりやすく説明し，専門知識を基に相談援助するのは理学療法士や作業療法士，言語聴覚士などセラピストの役割です．リハビリテーション専門家であるセラピストは，思いもよらなかった状況に直面して混乱している両親や，疑問・不安でいっぱいの家族に対して，今後の対応について安心につながるようにていねいに説明するべきです．
　どの時期であっても，誰であっても，療育をあきらめるためのネガティブなサポートではなく，いかに子どもを育てていくか前向きなポジティブサポートをするべきです．また，正しい説明を早期に受けることができれば，それだけ心構えを養う時間を多く得られ，経済的な準備をしたり，情報収集をする時間的余裕ができます．

2　リハビリテーションのアドバイス

　両親が特別なカウンセリングを希望する場合もあるかと思いますが，現在の発達の様子やこれからの発達についての疑問や日々の悩み事があれば，外来診療でリハビリテーションを受けているときに担当のセラピストに尋ねてみるのが一番良い方法だと思います．きっと一緒に考えてくれます．そして，一般論ではなく，目の前の状況についてのアドバイスが得られるはずです．

　乳幼児期では，併存症の管理と発達を促すことがリハビリテーションの中心になります．理学療法（PT）や作業療法（OT），言語聴覚療法（ST）などは「あそび」を通して発達を促すので，一見同じような評価・支援を行っているように見えるかもしれません．それぞれのリハビリテーションには必ず治療の目標があり，同じようなあそびにも違う視点からの支援があるので，それぞれのセラピストに尋ねてアドバイスをもらうと良いと思います．「どんな目的で，何をしているのか」がわかると家族の行動も変わり，リハビリテーションの効果が上がります．

3　リスク管理

　哺乳の弱さや嚥下の障害により誤嚥が生じたり，リハビリテーションのストレスによる過食・吃音・爪かみ・自傷行為や，クッキー作りで火傷をしたり，歩行練習中に転倒したり，階段から転落したり，リハビリテーションにおけるリスクは多くの場面で考えられます．もちろん，リハビリテーション実施中は事故につながりそうな場面をできる限り少なくする努力をしています．そのうえで，リハビリテーションを行うことにより生じるリスクと，リハビリテーションを行わないことによって生じるリスクを勘案してリハビリテーションの内容は決められます．

　リハビリテーションが行われる前には，以下の表1〜3のようなリスクについて説明があります．代表的なものを挙げます．

表1　運動練習時におけるリスク

リスク	原因	例
環椎軸椎関節亜脱臼	歯突起形成不全	でんぐり返し，トランポリン，頭からの飛び込み
反張膝	筋緊張の低さ	不良姿勢で立ち続ける
外反扁平足	筋緊張の低さ	足部の管理をせずに立位，歩行する

表2　作業練習時におけるリスク

リスク	原因	例
作業道具でのケガ	不注意，経験不足	ハサミ，ナイフでの工作中の受傷
火傷	環境整備不十分	鍋やオーブンレンジを用いる料理

表3　摂食練習におけるリスク

リスク	原因	例
誤嚥	口腔感覚未熟	哺乳練習
鼻腔への逆流	口蓋形成不全	離乳練習
丸呑み	乳児様舌運動	摂食練習

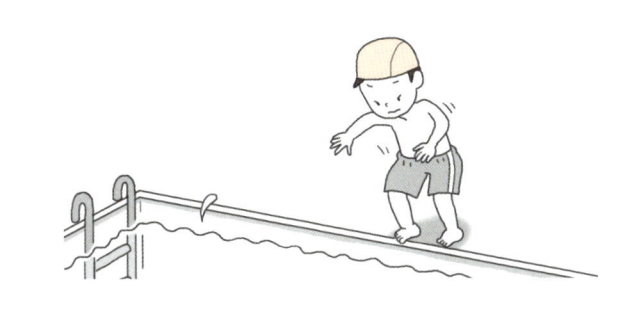

　事故につながる事例が起こる原因は一つではないことが多いので，このほかにも十分注意を払う必要があります．リスクの説明はセラピストから受けることができると思いますが，わからないことは積極的に尋ねてください．

青年期の生活支援

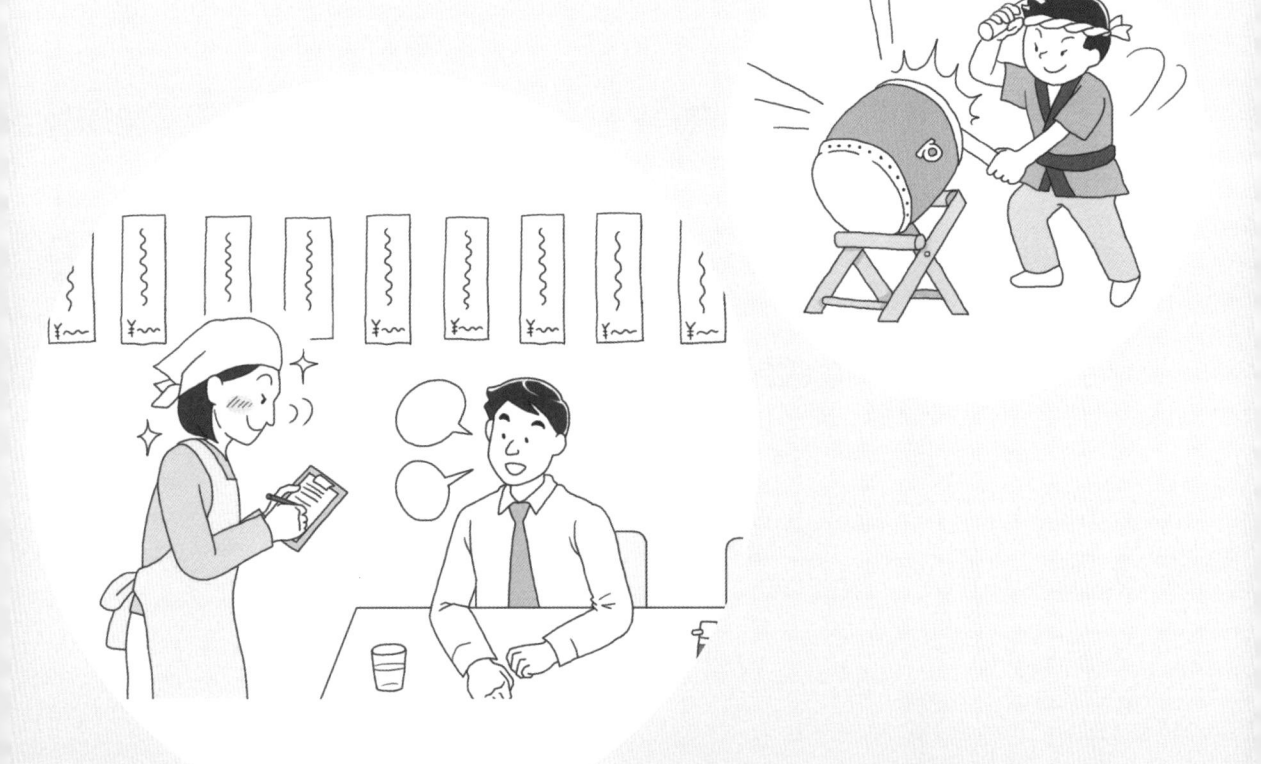

A. 医療の支援

1 併存症と健康の管理

　甲状腺機能低下症，高尿酸血症，睡眠時無呼吸症候群の頻度が高く，心疾患に対する継続的な医学管理も重要です．寿命の延長に伴い，小児期には症状がみられなかった心疾患が生じることもあります．また，この時期にはうつ病，強迫性障害，自閉スペクトラム症などの精神疾患も多くみられます．

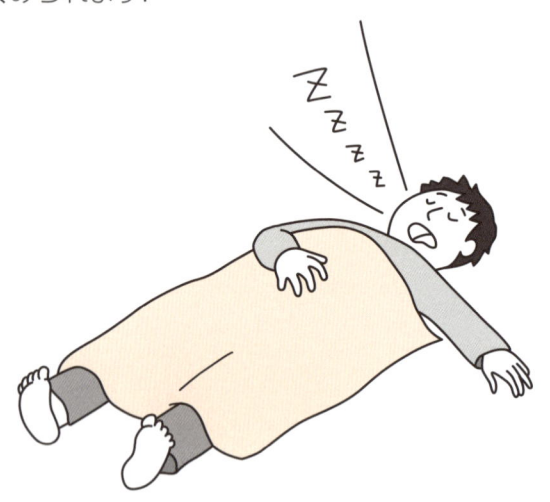

2 医療の移行支援

　小児から成人への医療の移行に関しては，12歳ごろから移行支援の準備を始め，20〜26歳までに成人診療科・医療機関へ移行することが望ましいと言われています[10]．医療の空白期間を作らないようにすることが大切です．

B. 生活の自立に向けた支援

1 何ができたら自立？　どこまでできたら自立？

　一般的に食事動作，排泄動作，更衣動作，入浴動作，移動動作，整容動作を日常生活活動と言い，日常生活における基本の動作と考え，これらが自立することを目標とします．これらはさらに買い物，料理，掃除，洗濯，薬やお金の管理，電話の使用，乗り物の利用などの日常生活関連動作に分けられます

　初めから完全に自立することは難しいので，ある程度のやり方を示してあげる必要はあるでしょう．時間をかけて少しずつお手伝いする範囲を減らしていき，自分でできることを増やしていきます．

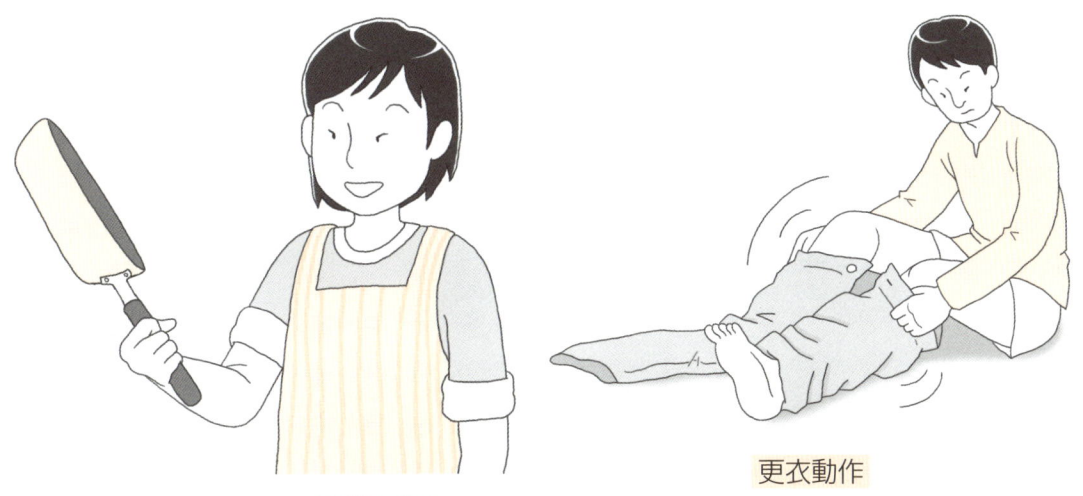

食事動作

更衣動作

　食べ物を食べることだけが食事動作ではありません．買い物に行ったり，料理をしたり，後片付けをしたりなど，関連する動作がたくさんあります．

2 生活の場

　両親と一緒に生活しているダウン症の方が多いのですが，グループホーム＊で共同生活を送っている方も増えています．

＊グループホーム：身体障害・知的障害・精神障害などさまざまな障害を持った人たちが，介護スタッフなどの援助を受けながら，一般の住宅で自立生活を目指し，少人数のグルー

プで共同生活をする介護の形です.

3　お金の計算

　頭の中で計算したり，紙に書いて計算するよりも，実際の紙幣や硬貨を用いて計算の練習をします. まずはお金の種類を理解することから始めます（例：これは千円という名前のお札です. これは 500 円という名前のコインです）. 次に紙幣や硬貨の価値と，自分のお小遣いの範囲（金額ではなく持っているお金の種類）で何を買うことができるのかを練習します. たとえば，100 円玉 1 個で買えるものはジュースなら 1 本，消しゴムなら 1 個のように，持っているお金の種類で買えるものを考えます. 1〜10 までの数を数えることができれば理解が早いですが，数を数えられなくても「このお金で買えるのは，消しゴム 1 個」でよいのです.

　買い物は楽しいものです. 是非お小遣いの範囲で買い物を楽しむことにチャレンジしてください. 楽しい買い物から，お金の意味を自然に理解できると思います.

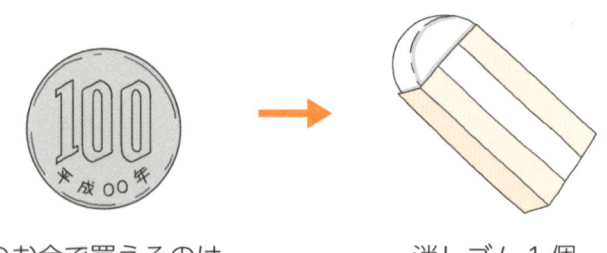

このお金で買えるのは…　　　　　　消しゴム 1 個

4　時間の管理

　1 時間を 60 分と考える通常の時間の数え方を理解できれば問題ありませんが，そうでなければ以下に示す二つの方法で時刻の理解をすることができます. ダウン症の人は生活のリズムを変えたがらない傾向があるので，それを利用します.

　一つは針のあるアナログ時計の場合，長針と短針の形で時刻に名前をつけます. そして，まずは生活で使う必要のある時刻の起床，朝食，昼食，夕食，就寝時刻の針の形に名前をつけて覚えます.

　もう一つは，デジタルの時計のアラームで仕事開始時刻は「9：00」，お昼は「12：00」，終業時刻は「5：00」などです. どちらの方法も規則正しい生活リズムであることが必要です.

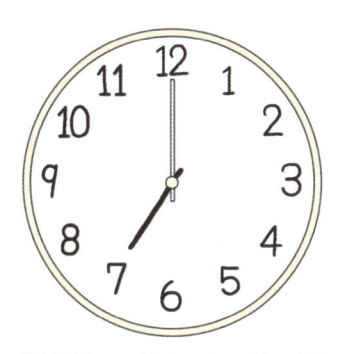

「7 時」ではなく，針の形で覚えます．朝のこの形（朝 7 時）は「起床」などと覚えておきます．

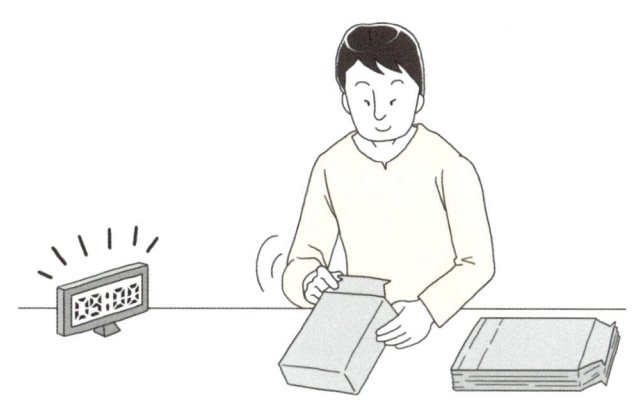

アラーム＋「09：00」で仕事をスタートさせることを生活のリズムに組み込んでいます．

C. 就労，社会参加の支援

1 向いている仕事

　ダウン症の人には，コツコツと積み重ねた努力や練習の結果が目に見えるような仕事はとても向いています．反対に，ことばで論理的な説明を要求されるような仕事は，やや難しいように思います．また，アドリブで臨機応変に対応したり，正確な判断を求められるような仕事は続かないことが多いかもしれません．

　しかし，「こんなことはできないだろう」などと初めから決めてかかると本当の能力を見つけ出すことはできません．一人ひとりの性格や能力に合った仕事を見つけることが大切です．いろいろなことにチャレンジして，時間をかけて適性を見極めることが重要です．

　また，就労において必要なことは「知的な能力」であるように考えてしまいますが，実際に働く場面を見ていると，しっかりとした「体力」が不可欠であるといえます．

　仕事は収入に結びつくものが良いに決まっています．しかし，仕事の目的はただそれだけではありません．自己実現を果たすという要素も重要です．自分自身が満足できる仕事に巡り合えるかどうかということは，どんな人にとっても人生にとって大きな課題に違いありません．

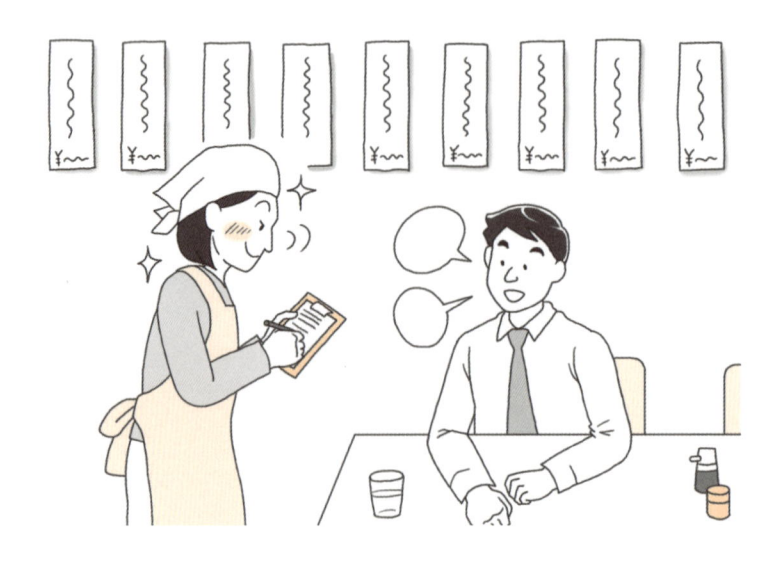

2 働く場所

　一般企業，工場，飲食店などに勤めている方もいますが，現状では就労により十分な収入を得ているダウン症の人は限られています．一般企業で働く場合は，学校や施設で訓練を受けていることが多いようです．また，多くのダウン症の人は授産施設*や作業所などで活動しています．

*授産施設：障害などの理由で一般の企業に就くことが困難な人に対して，自立した生活を目指して就労を提供する施設です．パンやクッキー，木工品などの製造・販売，地域にある建物の清掃などを行うことで収入を得て，施設の利用者に賃金が支払われます．

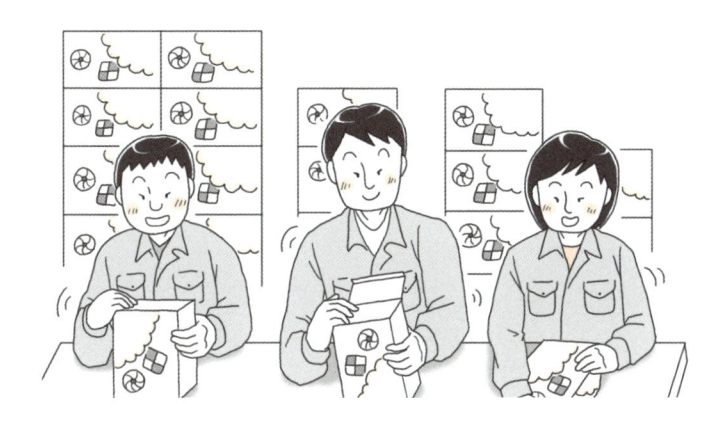

3 潜在能力

　一つのことに一生懸命になれる性格の人が多いので，芸術家としての素質があることが多いようです．また，能力を開花させて書道家や画家，俳優やダンサーなど芸術/芸能の分野で活躍している方々もいます．

　ダウン症の人は，人々を感動させる何かを持っているのは間違いないので，家族や指導者は潜在能力を引き出すように関わることで新たな可能性が見つけられるかも知れません．

4 就労による社会参加の例

　大きく分けると（1）福祉による就労，（2）会社・企業での就労，（3）雇用によらない就労や活動があります．どの道を選ぶかは個人の能力や本人・両親の考え方によります．また，その人にあった社会参加の方法は他にもたくさんあります．

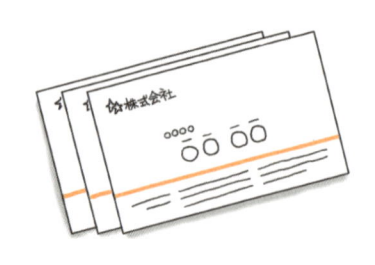
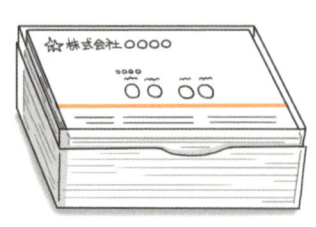

（1）福祉による就労

　共同作業所：パソコンを使った資料，名刺な
　　　　　　　どの製作．箱折り，割り箸を袋
　　　　　　　に入れる作業．古紙，空き瓶な
　　　　　　　どの資源回収．

　授産施設：お菓子，パン作り．織物，染め物，
　　　　　　工芸品作り．

（2）会社・企業での就労：飲食店，機械部品工
　　　　　　　　　　　　　場，清掃業務．

（3）雇用によらない就労や活動：絵画や工芸作品などの製作販売．ダンスや太鼓演奏，楽
　　　器演奏，タレント活動などの芸能．

5　大学で学ぶ

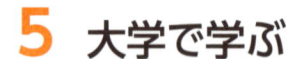

　大学を卒業して社会参加を果たしている人がいます．

①鹿児島県の女性が，日本で初めて4年制大学を卒業したダウン症の方です（岩元　綾さ
ん）．1998年に鹿児島女子大学英語英文科（当時）を卒業し，現在ダウン症をテーマ
に講演活動，執筆活動をしています．

②山口県の男性は，2016年に梅光学院大学文学部を卒業しました．

③宮城県の男性は石巻専修大学経営学部を卒業，仙台市で仕事をしています．

　本書の初版発行時（2013年）と比べても，大学で学ぶ人はまだまだ少ないのが現状で
す．その人の能力に合わせて学びたいという意欲を育て，学習する環境を整えてあげるこ
とが大切です．しかし，誰もがそうであるように，才能は磨いてこそ価値が出ます．どの
分野に才能があるのか知るためにも，いろいろな方面にチャレンジさせてあげる必要があ
るでしょう．大学に行くことも含めて，持っているはずの潜在能力を磨いてそれぞれの可
能性を試してほしいと思います．

第 5 章

高齢期の生活支援

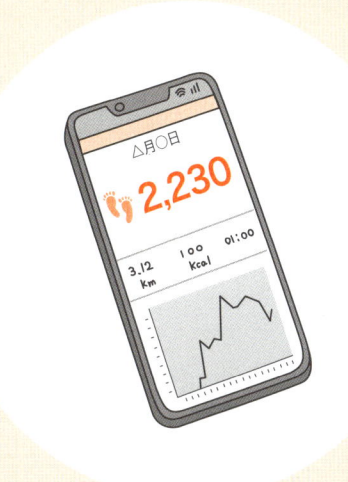

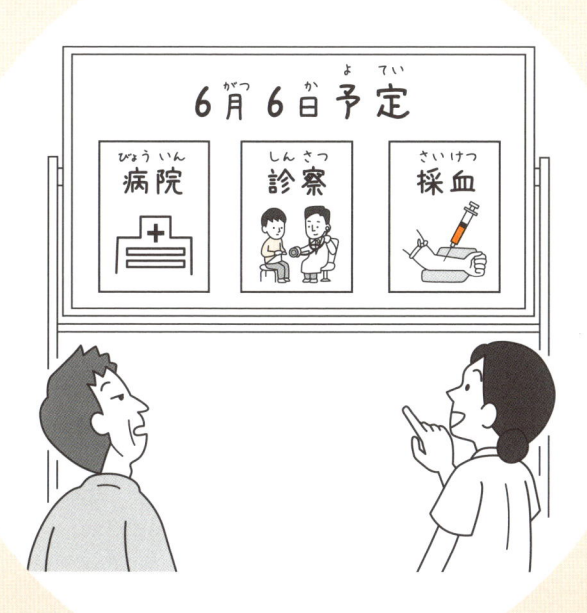

A. ダウン症のある人の高齢化

1 高齢期の特徴

　春日井らの研究では，成人期のダウン症，自閉スペクトラム症，知的障害の中ではダウン症は加齢変化の現れる割合が最も高く，特に「性格」「対人」領域に加齢変化が現れると述べられています[11].

　また，早期老化と言われるような「知的・認知機能の衰退」「行動・態度に現れた退行」がみられることがあります．これまでできていたことができなくなるということは，家族のケアの必要性が増加することにつながるかも知れません．しかし，高齢になっても変わらないこと（明るくて前向き，楽観的，自然体，見栄を張らない等）はたくさんありますし，人生の質（QOL）として深まる能力（一緒にいて楽しい，思いやりがある，周囲を和ませる，等）もあります．

2 高齢期の運動

ⓐ 考えるポイント

> **POINT**
>
> 　学童期，青年期に比べて運動する機会が少なく，基礎代謝が低いことにより肥満傾向になる方が増えると考えられます．肥満を防ぐためには，規則正しい生活と日常生活の中でできる運動習慣を身に付けることが大切です．

ⓑ 機能評価

①万歩計（スマートフォンのアプリでも可）を携帯して1日の歩数を計測する．

②脈拍数を測定して運動負荷量の指標とする．

③BMI：体重（kg）÷身長（m）÷身長（m）によって体格を評価する．ダウン症の方は身長が低い傾向にあるので，一般の成人を基準とした参考値で比較するとBMIが大きくなってしまう（肥満と判定される）ことに注意が必要です．

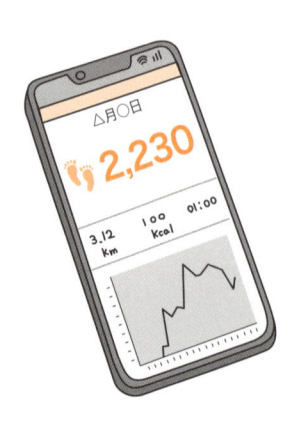

表1　有酸素運動の例

ウォーキング
水中ウォーキング
水泳
ジョギング
ダンス
自転車運動　など

十分に時間をかけて，リズミカルで比較的負荷量の少ない運動を行うことが好ましい．

© 環境づくり

　目的を持って体を動かすことができる機会を作ると，進んで運動を続けてくれます．

　たとえば，博物館の展示物を見るために館内を歩く，寺社にお参りに行くために参道を歩く，階段があれば積極的に使用する，などです．

ⓓ 支援の例

　日々の生活の中で毎日できる運動を取り入れる．十分に時間をかけて，リズミカルで比較的負荷量の少ない有酸素運動（表1）を行います．

3　高齢期の日常生活（食生活，排泄）

食生活

ⓐ 考えるポイント

POINT

> ①こだわりが強くなり，偏食傾向がみられることがあります．
> ②偏食はさまざまな要因によって引き起こされる可能性があります．
> ③子どものころから食べられるものが極端に少ないということもあるので，小児期から偏食に注意することが大切です．

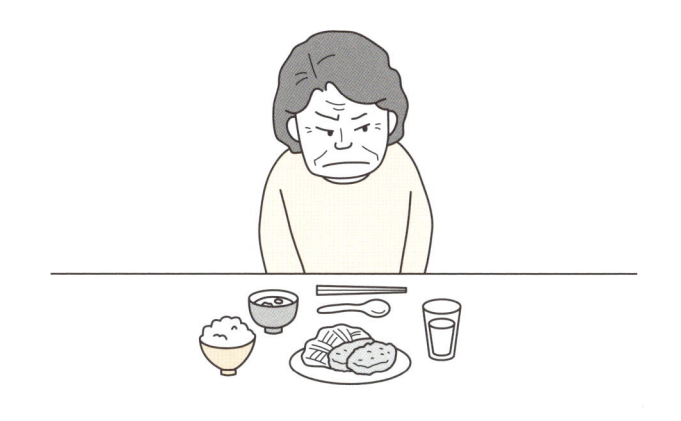

ⓑ 偏食の要因や考えられる理由

①嗜好の変化

　高齢になると味覚や嗜好が変化することがあり，以前好んでいた食品が好まれなくなる

ことがあります．これにより，特定の食品への偏食の可能性が高まります．

②歯や口腔の問題

歯や口腔の問題（例：歯の欠損，歯茎の炎症）がある場合，咀嚼や食事の摂取が困難になる可能性があります．その結果，食事が制限され，特定の柔らかい食品に偏食することがあります．

③食欲減退

高齢になると身体活動量が減少し，代謝が低下します．これにより食欲が減退し，食事の量や多様性が減少し，偏食につながる可能性があります．

④孤独やうつ病

孤独やうつ病などの精神的な健康問題がある場合，食事の満足度が低下し，食事を楽しむことが難しくなることがあります．その結果，食事のバリエーションが減少し，偏食につながる可能性があります．

ⓒ 対策

個々の状況や偏食の原因によって異なりますが，偏食に対する対策は，以下の方法が一般的に役立つことでしょう．

①多様な食材を取り入れる

さまざまな食材をバランスよく食べることで，栄養バランスを保つことができます．野菜，果物，穀物，たんぱく質，脂質など異なる食材を毎日の食事に取り入れるようにします．無理に食べさせようとしてもうまくいかないことが多いので，食べられる食材や料理を少しずつ増やしていきましょう．

②新しい料理や食材を試す

偏食の食材を使って少しだけ違う新しい料理を試すことで，食事のバリエーションが広がります．わずかに味の異なる料理に挑戦してみることで，偏食を軽減できることもあります．また，食べられる食材と食べられない食材の一覧表を作ってそれぞれの共通点を考えてみましょう．食べられない理由は味なのか，食感なのか，においなのかがわかるかもしれません．

③食事を楽しむ雰囲気を整える

食事の環境を整えることで食事の満足度が高まります．介助者に見られながら食事をするのは気持ちがいいものではありませんし，食事を楽しむことができません．また，食事を自分のペースでゆっくりと味わうことで，偏食の改善につながるかもしれません．

④栄養補助食品を考慮する

偏食によって特定の栄養素が不足しがちな場合は，栄養補助食品の使用を考慮することも一つの方法です．ただし，医師や栄養士に相談してから摂取する必要があります．ごはん⇒汁物⇒ごはん⇒おかず⇒ごはん…，というように「三角食べ」をするのが難しいようなら，「コース料理」のように一品ずつ食べる方法もよいと思います．

偏食に対する対策は，一度に全てを試す必要はありません．その方に合った方法を試し

ながら，徐々に健康的な食生活を目指しましょう．

※偏食と好き嫌いの違い
　偏食はある種の食品や食事に偏った食生活のことで，摂取する栄養素に偏りが生じた状態です．**好き嫌い**は食品の味や好みに基づいて食品や食事を選択することを指します．

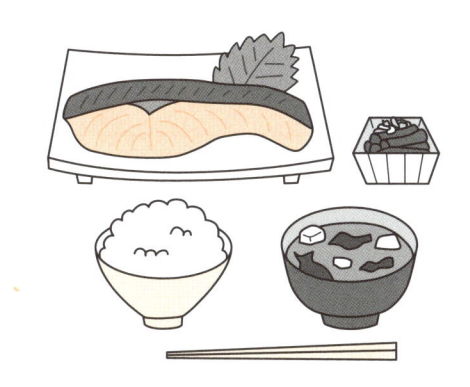

排泄
ⓐ 考えるポイント

> **POINT**
> ①排泄に時間がかかる．
> ②トイレから長時間出てこない．

ⓑ 考えられる排泄の問題

①排尿について
　①腎臓の機能が低下したり，尿の濃度が高くなったりすることにより，尿量が減少することがあります．
　②尿失禁（尿漏れ）が起こりやすくなることがあります．これは骨盤底筋の筋力が低下したり，外尿道括約筋の制御が難しくなったりすることによるものです．

②排便について
　①腸の蠕動運動が低下し，便が腸内で停滞しやすくなることにより便秘が生じます．水分や食物繊維の摂取量が不足している場合や，運動不足，薬の副作用などが便秘の原因となることもあります．また，便意を繰り返し我慢することによっても便秘になることがあります．
　②薬の副作用，感染症，食物アレルギー，消化器系の疾患などが原因となり，下痢が起こりやすくなることがあります．下痢によって水分や電解質が失われるため，脱水症状に注意する必要があります．

③排泄機能の制御の低下
　①老化によって，便意を感じるまでの時間が長くなったり，排便時の力が弱まったりす

るために排泄機能の制御が低下することがあります.

②認知機能の低下に伴い, 排泄トラブルが増加する傾向があります. トイレの場所や使用方法を忘れたり, 便意を感じたときに適切なタイミングでトイレを利用できないことがあります.

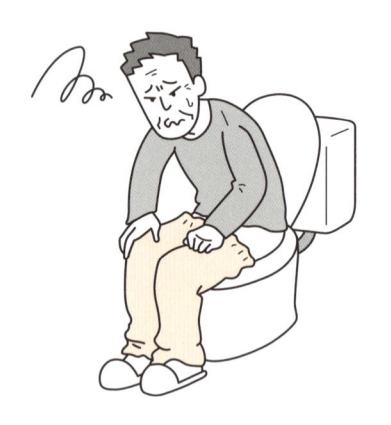

ⓒ 対策

高齢者の排泄の特徴は個々の状況や健康状態によって異なりますが, 上記の一般的な問題に留意することで, 適切なケアや予防を行うことが重要です.

①食物繊維と水分

食事から食物繊維を多く含む食品や十分な水分を摂取することで便秘を予防します.

②適切な運動

適度な運動を行うことで, 腸の蠕動運動を促進し便秘を緩和することができます. ウォーキングやストレッチなどの軽い運動が推奨されます.

③排尿・排便のトイレトレーニング

定期的にトイレを利用する習慣をつけることで, 尿失禁や便秘の改善が期待できます. トイレに行くタイミングを予測し, 定期的にトイレに案内することが重要です.

④トイレ環境の整備

高齢者に適したトイレを利用することで, 排泄のトラブルを軽減できます. (トイレ内の) 手すりや手すり付きの便座, 手洗いのしやすい設備などが必要です.

⑤排便しやすい姿勢

股関節をまっすぐに伸ばしていると直腸肛門角は直角に近い角度なので排便しにくいですが, 股関節を十分曲げることにより直腸肛門角が鈍角になるため排便しやすくなります.

⑥認知症対応

認知症を持つ高齢者の場合, 認知機能の低下や環境の不安定さから排泄トラブルが生じることがあります. 定期的なトイレの案内のほか, トイレ周辺の環境整備が必要です.

⑦強いこだわり

すべての便が排泄されるまでトイレから出られないようなこだわりがある場合は, トイレに入る前にトイレの後の行動を説明し, 気持ちの切り替えを促します.

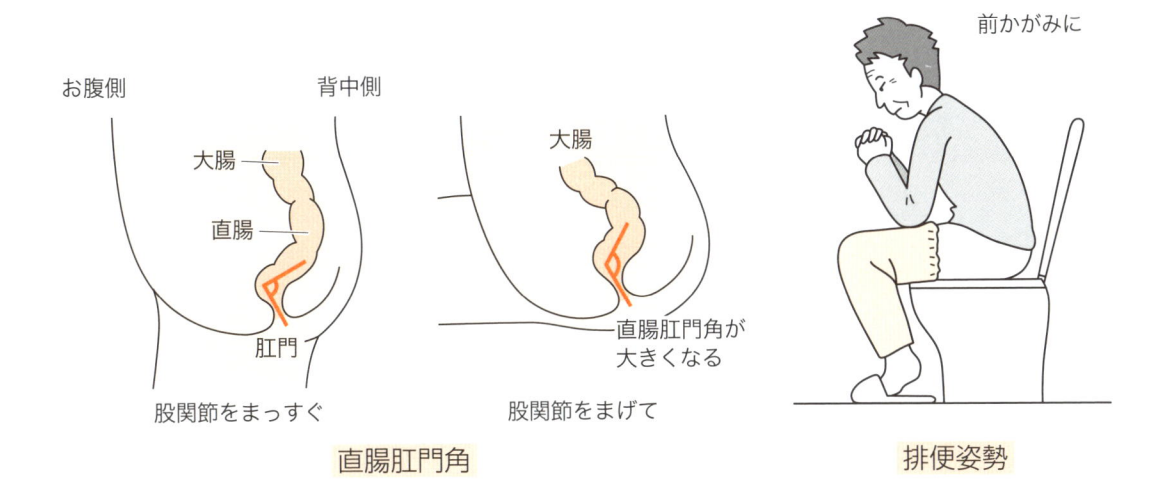

直腸肛門角　　　　　　　　　　　排便姿勢

4 高齢期のことば・コミュニケーションの支援

　ダウン症の人は，状況を判断する力やことばを理解する力と比べてことばを表出する力が弱い傾向があります．また，発音の不明瞭さや吃音によることばの伝わりづらさもあるために，発語の様子から判断されるよりも，実際にはよく理解していることもあります．伝えてくれることをしっかり受け止めることや，物事の決定にはご本人の意思を尊重することが大切です．身振りサインや写真，シンボルなどの視覚的なコミュニケーション手段も多用すると良いでしょう．視覚的なコミュニケーション手段はダウン症の人にとって，話しことばを補うのみでなく，理解の助けにもなります．

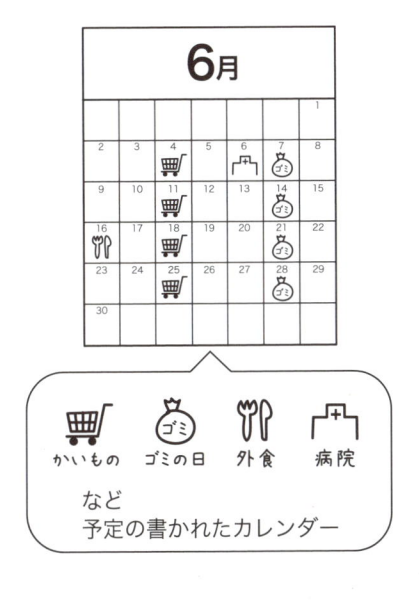

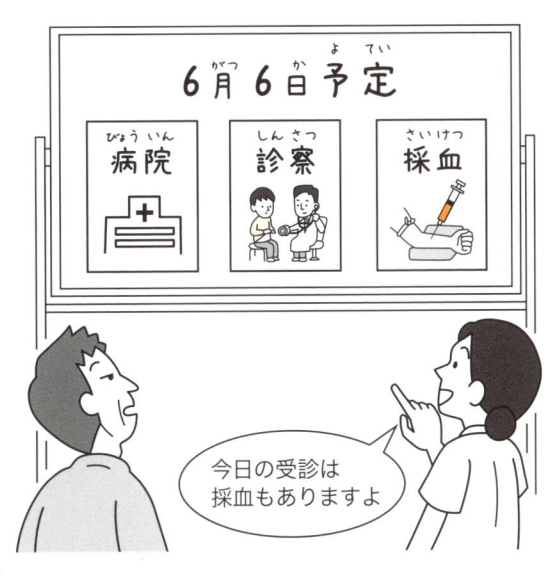

　ダウン症の人もまた成人期以降，一般の人と同様に加齢に伴い緩徐に難聴が進みます．中には早期から難聴が進む場合もあります．聞こえが悪くなったことを適切に伝えられないこともあります．会話をしていて聞き返すことが増えた，後ろから呼ばれると返事をしない，テレビのボリュームがあがった，などの様子がみられた際には耳鼻咽喉科を受診して相談しましょう．

5　高齢期の口腔・食事の支援

　加齢に伴い，食べたり飲んだりする機能の低下がみられます．特に，小児期から食事に配慮（十分に咀嚼ができないために小さく柔らかい食形態にする，むせやすいために水分にとろみをつける，等）が必要だった方は，より注意が必要です．一見，これまでと変わらずに食べられているように見えても，飲み込む機能が低下していることもあります．誤嚥（食べたものが誤って気管に入ること）が原因で肺炎になることもあります．これを誤嚥性肺炎といいます（㋐）．むせる，食事中や食後に痰が絡む，食事量が減るなどの様子がみられるときには，早めに医師や言語聴覚士などの専門家に相談しましょう．ダウン症の人の中には，固形物を丸飲みにしてしまう人もいます．飲み込む力が十分あったときには何とか飲み込めていても，力が落ちてくると窒息の危険が高まります．小さく，柔らかい食形態にするなどの配慮が必要です．

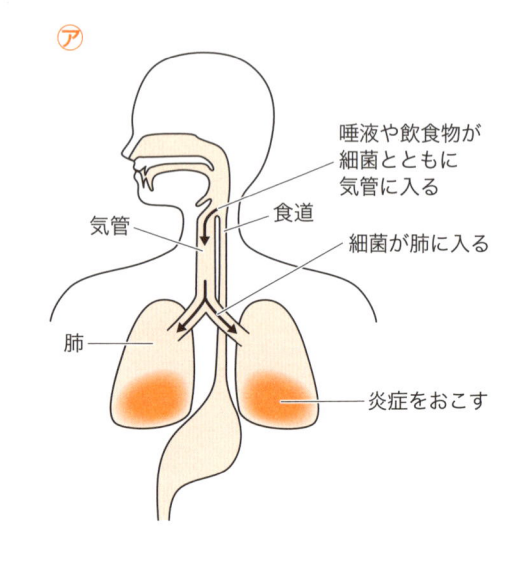

㋐

唾液や飲食物が細菌とともに気管に入る

気管　　食道

細菌が肺に入る

肺

炎症をおこす

　ダウン症特有の歯根の短さや免疫機能の関係で，歯周病の進行が速いことがあります．加齢に伴い飲み込む機能が低下すると，口腔内の歯周病菌が誤嚥性肺炎の原因になることもあるので，日常の口腔ケアをしっかり行い，定期的に歯科受診をすることが健康に過ごすうえでとても大切です．

　また，上あごの低形成，巨舌などの上咽頭の狭さに加え，肥満による頸部圧迫などにより，いびきや閉塞性睡眠時無呼吸の頻度が高いようです．症状の強いときには，耳鼻咽喉科を受診して相談しましょう．

B. 適応障害

1 急激な退行

ⓐ 考えるポイント

> **POINT**
>
> 生活の変化に対する適応能力が低下し，心理的な苦痛や機能の障害が現れる状態．

ⓑ 適応障害の原因

①健康問題や機能の低下

身体的な機能の低下，突然の病気，身体の不自由さなどがストレスとなり，適応障害を引き起こすことがあります．

②生活の変化

住環境の変化，家族構成の変化，施設における担当者の交代など，生活における大きな変化はストレスの要因となります．

③喪失体験，孤独や社会的孤立

友人や家族の死，身体機能の低下などの喪失体験や社会的孤立，孤独感は心理的な健康に悪影響を与え，適応障害を引き起こす可能性があります．

2 加齢に伴う機能低下の予防

ダウン症の高齢者が適応障害を経験している場合，それに対処するためにいくつかの対策が考えられます．心理療法，カウンセリング，社会的支援などが有効なアプローチとなることがあります．

①日常生活のスキルトレーニング

高齢になっても，日常生活のスキルを維持することが重要です．食事の準備，清潔な生活環境の維持，セルフケアなどのスキルをサポートすることで，生活の質（QOL）を向上させることができます．

②コミュニケーションと社会的スキルの向上

コミュニケーションや社会的な相互作用のスキルを向上させることで，高齢者の自信や

生活の質を向上させることができます．コミュニケーションのトレーニングや社会的な活動への参加を通じて，自己表現や関係構築のスキルを育成します．

③精神的健康のサポート

適応障害は，精神的健康へのダメージを引き起こす可能性があります．心理的なサポートやカウンセリングを提供することで，ストレスや不安を軽減し，心の健康を維持することが重要です．

④身体活動と健康管理

適切な身体活動や健康管理は，適応障害の管理に役立ちます．定期的な運動や健康的な食事，定期的な医療チェックアップを通じて，身体的な健康を維持することが重要です．

⑤家族や地域社会のサポート

家族や地域社会のサポートは，高齢者が適応障害を克服するのに重要です．家族や地域の支援を受けることで，孤立感や社会的孤立を軽減し，生活の質（QOL）を向上させることができます．

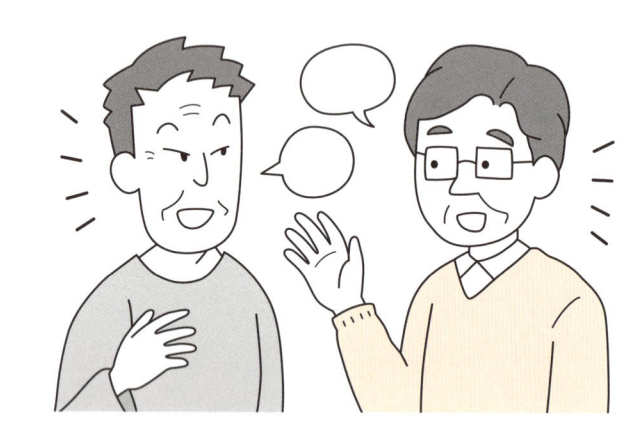

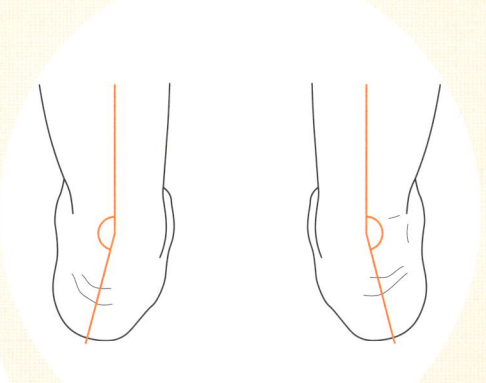

column

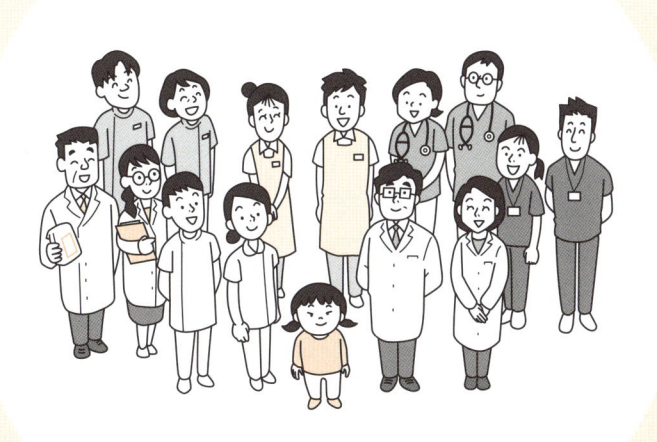

🌱 column 1

筋緊張

　リハビリテーションを受けてセラピストにまずはじめに言われるのが「筋緊張が低いですね」ということでしょう．医師からも「ダウン症のお子さんは筋緊張が低いので…」という説明を一度は受けると思います．ダウン症児の発達を考えるときに「筋緊張」を避けて通ることはできません．

　では，筋緊張とは何でしょう？　何のために必要なのでしょうか．どのように高いとか低いとかを見分けるのでしょうか．

関節と筋肉

　私たちの身体は関節を曲げ伸ばしすることで運動しています．関節を曲げ伸ばしするためには骨に付いている筋肉が必要です．そして筋肉は，関節の曲げる側と伸ばす側に対になって付いている必要があります．関節を曲げる筋肉を働かせたときには，伸ばす筋肉はゆるんでいる必要があります．でも完全にゆるんでしまっては，あやつり人形の手足のようになってしまい，なめらかに動かすことはできません．関節の動きを微妙に調節するためには，力を入れたり抜いたりしながら筋肉はつねに構えていなくてはならないのです．

筋肉の張力センサー

　筋肉には張力（力の入り具合）を監視する筋紡錘，腱器官と呼ばれるセンサーが備わっています．関節の動きを調節するためには，筋肉のセンサーからの情報を脳に伝え，脳から運動神経で筋肉に命令を送り，力の加減を行います．しかし日常生活において，私たちは頭で考えて力の加減をすることはほとんどなく，脊髄レベルでの反射で力の加減を行っています．

　たとえば，水がたくさん入ったコップを片手に持って階段を下りることを考えてください．肘を90°近くに曲げてコップを握っています．階段を一段下りるたびに体，腕，コップが上下に揺れますが，コップの水はこぼれません．このとき，肘関節はコップの水がこぼれないように微

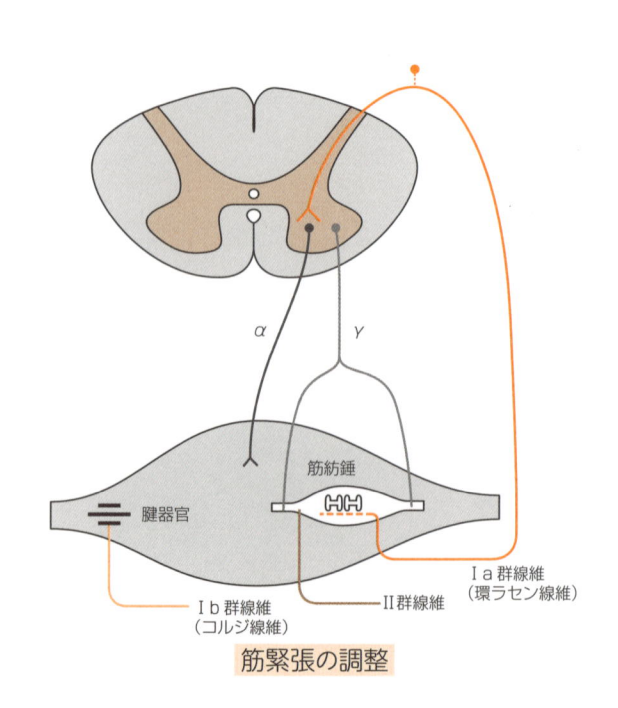

筋緊張の調整

妙に曲げ伸ばしをしていますが，そんなことは頭で考えていません．

　このように，筋肉の微妙な力加減を無意識で行っているのが筋緊張なのです．

筋緊張のみかた

　筋緊張を考えるときには三つの場面を思い描くとわかりやすいと思います．一つは仰向けで寝て「安静」にしているとき，二つ目は座っている，立っているなどの「姿勢」を保っているとき，三つ目は「運動・動作」をしているときです．この三つの場面で筋緊張が高いのか，低いのかがわかれば，その人の筋緊張を理解したことになります．ダウン症の人の筋緊張は，このいずれの場面でも低い傾向にあります．

　実際には関節可動域（関節の動く範囲）や，他動的に手足を動かしたときの抵抗感で筋緊張を判断します．ダウン症の場合は，関節可動域が極端に大きいことや他動運動に対する抵抗感がほとんどないことで筋緊張の低さがわかります．

運動発達との関連

　自転車に乗る，スキーで滑る，鉛筆で文字を書く，ピアノを演奏する…などの難易度の高い動作では，はじめて行うときには体中の筋肉に無意識に力が入りガチガチ状態ですが，学習が進むにつれて力をそんなに入れずにできるようになります．しかし，ある程度の筋緊張は必要であり，低すぎては関節を安定させることができないので高いパフォーマンスを発揮することはできません．

　ダウン症の人はもともと備わっている筋緊張が低いので，同じ仕事をするにも余計に力を出す必要があります．はいはいや独歩など同年齢の子どもたちが一般的にできるようになる時期の発達課題でも，ダウン症児にとってはまだ必要な力を出せないので，できないということが起こります．それによって発達が遅れているように見えることもあるのです．

外反扁平足（靴とインソール）

扁平足の評価法（踵骨の傾き）

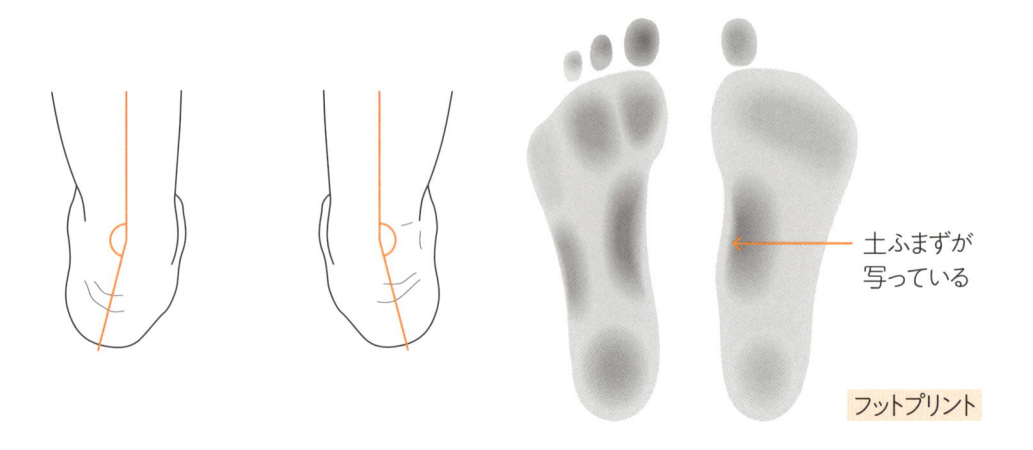

土ふまずが
写っている

フットプリント

外反扁平足の様子をみる方法はいくつかありますが，最も簡便な方法は足跡の形（フットプリント）を取る方法です．インクを塗ったメッシュの上に紙を置いて，その上に立つと足跡の形が紙に写るというものです．体重がかかっている部分は濃く，体重がかかっていない部分は薄く写ります．

図のフットプリントは右足の土踏まずの部分が写っているので，床についていることがわかります．また，小指の部分は全く写っていないので，床から浮いていることがわかります．

外反扁平足のまま長い距離を歩くと足が疲れたり，足の裏に痛みが出たりすることがあります．その場合は靴とインソール（中敷き）を用いて足の形を整えることで，裸足でいるときよりも楽に立ったり歩いたりできるようになります．また，インソールの内側アーチによって歩行時に踵から小指側に体重を移動することが容易になります．

POINT

靴選びの要素

①靴の踵（ヒールカウンター）の部分がしっかりしていること．ヒールカウンターには踵を包み込んで内側，外側への傾きを防ぐ働きがある．

②靴底が親指と小指の付け根を結んだ線だけで曲がり，それ以外では曲がらないこと．

③靴の中で足部が前方に滑らないように，足の甲をしっかり押さえられること．

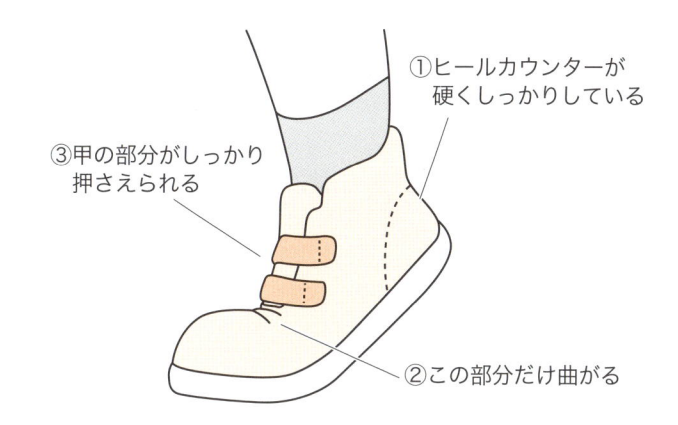

①ヒールカウンターが
　硬くしっかりしている

③甲の部分がしっかり
　押さえられる

②この部分だけ曲がる

体幹 2 点歩行動揺測定

　マイクロストーン株式会社の体幹 2 点歩行動揺計「THE WALKING®」は，背中と腰に付けた 2 つの加速度センサーを用いて歩行時の体幹の動きを測定します．歩容（歩き方）における左右差や歩行の安定性の様子を知ることができます．

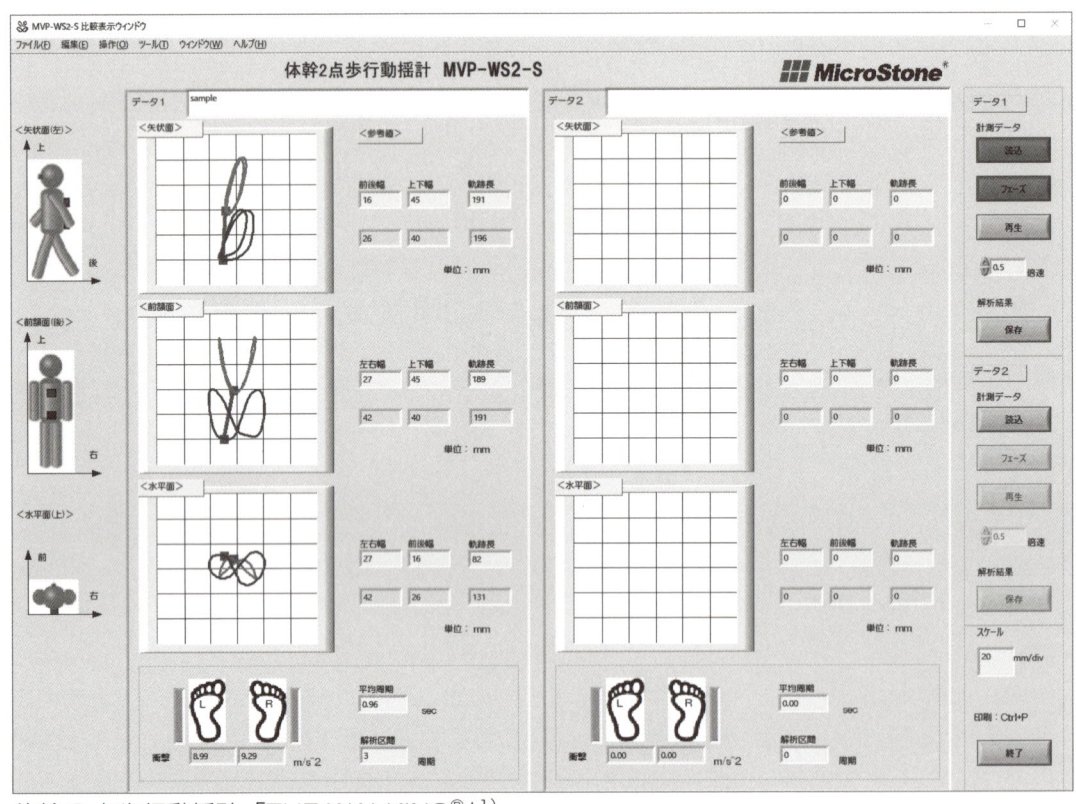

体幹 2 点歩行動揺計「THE WALKING®」[1]

　歩行時の体幹の動揺を 3 次元の動きで捉えることができます．
　そしてその場で，子どもが歩く様子を客観的な指標を用いて保護者に説明することができます．

✿ column 4

人見知り

　人見知りは「図と地の弁別」ができるようになり，信頼できる人（お母さん）と他の人を見分けられるようになることによって生じます．ですから，人見知りが必要な年齢で「人見知りが全くない」ということは「図と地の弁別」が十分育っていないということです．

　図と地とは，「図」はある特定の意識すべきものであり，「地」とはたくさんある同じようなものや背景を指します．たくさんのビー玉の入った箱の中からお気に入りのビー玉を見つけ出すような場合，お気に入りのビー玉は「図」で，たくさんのビー玉は「地」ということになります．「図と地の弁別」が十分育っていないと，「ショッピングモールなどの雑踏の中で自分の両親を見つけられないので，迷子になりやすい」，「本を読んでいて，次の行のはじめを頻繁に間違える」などが起こりやすくなります．

　人見知りをするということは大切なことなのです．しかし，いつまでも人見知りが生じていると対人関係をうまく構築することができません．ある程度弁別できるようになったら，今度は「周りの人は，自分にとってそれほど害を与える存在ではない」ということを理解しなくてはなりません．これで人見知りが収まっていくのです．

　リハビリテーションの初回では初めての環境で泣き出してしまったり，お母さんにしっかり抱きついて離れない子どもが少なくありません．初回は子どももお母さんもセラピストもみんな緊張しています．そんな状況ですので，初めて会ったセラピストに抱っこされてニコニコ笑っている子どもはかえって心配です．しかし，人見知りで泣いていてはリハビリテーションが進みませんので，何とか早く仲良くならなければなりません．そんなときお母さんから強引に引き離して，無理に抱っこして早く慣れようというのは最もいけない方法です．

　私（山本）が子どもと仲良くなるためにいつも実践している方法があります．その方法とは，泣いている子どもは放っておいて，お母さんと楽しそうにお話をすることです．できればお母さんとくっつくように並んで座って，仲の良いところを人見知りしている子どもに見せつけます．子どもにとって味方（お母さん）の敵は自分の敵，味方の味方は自分の味方です．お母さんと仲良しの人に対しては警戒する必要がないので，いつの間にかセラピストのそばに寄ってきてくれます．この方法は100％成功します．親戚の子どもでも，近所の子どもでも使えます．最近ではお父さんとお母さんが一緒にリハビリテーションに付き添って来てくれることも多くなってきました．そんなときは，必ずお父さんに事情を説明してからお母さんと仲良くするようにしています…．

　また，小さい子どもが特定の人に人見知りするようなら，それは子どもと特定の人の問題と言うよりは，お母さんとその人との関係の問題が考えられます．

　お母さん「この子はおじいちゃん（お母さんの義父）だけに人見知りするんです」

　セラピスト「おじいちゃんはそんなに怖い人なんですか？」

お母さん「怖いというより，わたしも苦手なんですよね…」

このような会話はよくあります．時には「おじいちゃん」が「メガネをかけた人」「男の人」「ヒゲの人」「大きな声の人」などに置き換えられることもありますが，本質はお母さんの心がその人を受け入れられるかどうかです．

子どもの行動はお母さんの心の反映だなんて言うと，言い過ぎでしょうか．

🌱 column 5
NIPT（母体血を用いた出生前遺伝学的検査）について考える

出生前診断とは，ある遺伝性疾患である可能性が高いことがわかっている胎児が，疾患に罹患しているか否かを診断することです．その診断には確定診断（羊水検査，絨毛検査）と，非確定診断である出生前スクリーニング検査（超音波画像検査，母体血清マーカー検査，NIPT）があります．非確定診断で陽性の結果が出た場合は確定診断を受けることになります．

確定診断はややリスクを伴いますが，NIPT（noninvasive prenatal genetic testing：非侵襲性出生前遺伝学的検査）は，母体血を用いた出生前遺伝学的検査であるため母体や胎児に対するリスクがきわめて低い検査です．ただ，この NIPT はリスクが低いゆえに検査を受けやすく，検査結果の受け止め方について肯定的な意見と否定的な意見があることも確かです．「生殖の自己決定権として胎児の情報を得ることは重要である」「障害があることが出産前にわかるなら，準備のための時間的余裕，心理的余裕ができる」などの意見がある一方，「胎児に異常がある可能性を指摘された場合，動揺，混乱を生じさせる」「検査が容易で感度が高いので安易に検査を受け，その結果中絶を選択することにつながる可能性がある」という意見もあります．

また，古庄[2]は NIPT の本質について「胎児がこれからもつかもしれない病気，障がい（心身・社会的）は多岐にわたり，多くの障がいの可能性があるにもかかわらず，３つのトリソミーを調べることに経済的・精神的エネルギーを費やすことはアンバランスといわざるを得ない」*「無侵襲な検体採取はハイリスク妊婦だけではなく，全妊婦に対象が広がる可能性があり，優生思想に進んでいくことが危惧される」との旨を述べています．
*３つのトリソミー：13 トリソミー，18 トリソミー，21 トリソミー

NIPT は，2013 年４月１日から臨床研究として日本国内に導入されました．当初，日本医学会の「母体血を用いた出生前遺伝学的検査」施設認定・登録部会から認定を受けた施設で実施されましたが，その後 2022 年からは，母子健康手帳交付時にすべての妊婦に対し出生前診断に関する情報提供を行うことになりました．

カウンセリングの重要性

　検査を受けると結果が出ます．陰性であっても陽性であっても結果を受け止めなければなりません．インターネットなどで検索すると，染色体異常に関してネガティブな情報や誤った情報があふれています．検査結果を受けて妊娠を中絶するという判断をする人もいますが，染色体異常症の人たち，とくにダウン症の人たちがどのように発達してどのように生活しているのか，さらにさまざまな社会的支援があることを知らぬまま中絶の判断をしてしまうとすれば，それは不幸なことです．ですので，医療カウンセリングでは結果を手にした親が混乱したり悩んだりすることがないように正確でわかりやすい情報を発信していく必要があります．

　親が検査結果を冷静に判断し，生み育てていく結論を出すためには，わかりやすく偏りのない情報が不可欠です．そのためには染色体異常症の病態像や発達の様子，リハビリテーションを含むサポート，親の会による地域での活動なども提供できる医療カウンセリングの充実とネットワークづくりが急務です．

ᙏ column 6

障害者差別解消法

　障害を理由とする差別をなくすために，国や地方自治体に対し必要な施策を実施することを義務づけるなどした法律（障害者差別解消法：正式には「障害を理由とする差別の解消の推進に関する法律」）が，2013年（平成25年）6月19日の参議院本会議において全会一致で可決・成立しました．この法律の大きな柱は，①障害を理由とした差別的取り扱いの禁止，②障害者が壁を感じずに生活できるように合理的な配慮をすることの2点です．2024年（令和6年）4月から施行された改正障害者差別解消法では，それまで民間事業者は努力義務となっていた「合理的配慮の提供」が国や自治体と同様に法的義務となりました．適用の対象は医療・療育，教育，交通・建物のバリアフリー，司法手続き，情報バリアフリー，防災などの分野です．これらの分野において差別的な取り扱いをしたり，合理的配慮*を欠くことなどが禁止されます．また，障害は身体障害，精神障害，知的障害，発達障害などのあらゆる障害を指し，障害者手帳の有無は問いません．

　この法律は人々の行動を変化させる力を持つので，完全ではないにしろ障害者差別は改善されていくでしょう．しかし，本当に大切なことは障害や障害者に対する私たちの意識を高め，考え方を変えていくことだと思います．障害者，高齢者，子どもたち，だれもが暮らしやすいように配慮された社会が当たり前のようにできていくと良いのですが….改正障害者差別解消法がその一助になることを願います．

　また，そのほかに雇用における障害者差別をなくそうという法律「障害者雇用促進法」があり，障害者の職業生活の自立を後押ししています．

*合理的配慮：

　サービスをする側にとって負担が大きすぎない範囲での配慮を指します．たとえば，建物も大きく，職員もたくさんいて，大勢の宿泊客でにぎわっている旅館では，入り口をスロープにして自動ドアやエレベーターを設置するなどの車いすの人に対する配慮をしなければなりません．しかし，家族経営の小さな旅館の場合はそこまでの設備投資ができないので，十分な配慮ができなくても，車いすの人を差別しているとは考えないということです．

🌱 column 7

脳における学習

　年齢がいくつになっても，脳は学習ができます．脳が学習するということは，脳神経のネットワークが強固となることを意味しています．脳神経のネットワークを作るには，①動機付け，②テスト（誤差の修正），③反復学習（記憶）が必要です．

　そして，効果的な学習のためには，動機付けが重要です．動機付けには好奇心や関心などによる「内的動機付け」と報酬，賞賛，強制などによる「外的動機付け」があります．なかでも物的報酬の場合は，報酬の価値を次々と高めていかなければ動機付けが弱まってしまうため，教育的には「内的動機付け」のほうが好ましく，効果も持続的であるとされています[3]．

　テスト（誤差の修正）は，間違いを検出して修正するために行います．本来正しい，好ましいと思われることと，実際に行われたこととの差を小さくすることが目的です．学校で行われるテストを見直し，答え合わせをするのと同じです．

　また，学習を定着させるためには何度も繰り返すことが必要で，これによって感覚記憶は短期記憶へ，短期記憶は長期記憶へと移行されるのです．

　これらは知識の学習，運動の学習，感覚の学習，言語の学習，社会性の学習など，身の回りのさまざまな学習に当てはめることができます．学習によって脳のネットワークが強くなり，一度身に付いたことはなかなか失われません．何度も間違い，修正されずにいると「誤学習」をしてしまいます．「誤学習」により身に付いてしまったことも，修正するのが難しいと考えられます．鉛筆や箸の持ち方，ボールの投げ方，ゴルフのスイングなど間違った動作を修正するのは難しいことです．脳は好ましいことと，好ましくないことを判断して学習することはできません．良いことも，悪いことも学習してしまうのです．できるだけ間違う経験を少なくして学習することが大切です．

　リハビリテーションではこの学習の考え方を踏まえて，残存機能や潜在能力を拡大し，生活の質（QOL）を高めていくことを目標にしています．

▼ column 8

身体イメージ

　頭の中には「ホムンクルス」という小人がいて，私たちの身体の運動や感覚をつかさどっているという考え方があります．ホムンクルスのプロポーションは私たちの本来の身体のサイズとは異なり，細かな動きや繊細な感覚を必要とする部位が大きく描かれています．

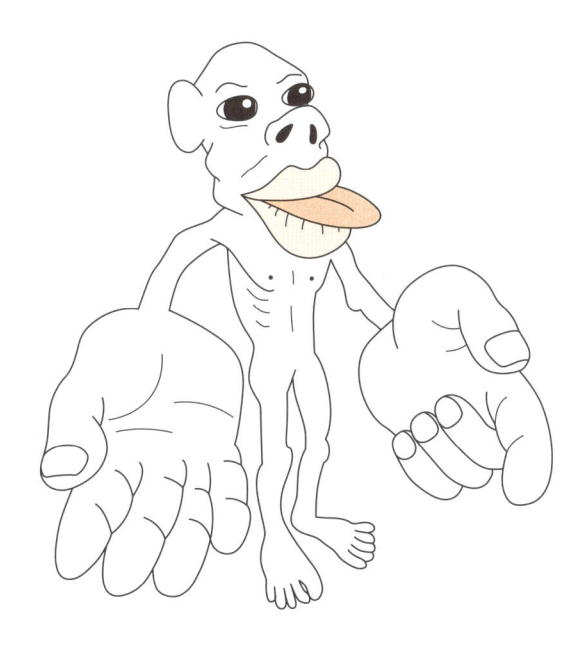

　目を閉じていても目的通りに手足を動かすことができるのは，どうしてでしょう．日常生活でも，たとえばシャンプーで髪の毛を洗っているときは目を閉じていますし，被りのシャツを着るときは数秒間視覚が閉ざされます．このように目を閉じていても目的通りに手足を動かすことができるのは，ホムンクルスのような身体イメージが私たちの脳の中にできあがっていて，私たちの身体を操作しているからかもしれません．

地域活動　ダウン症児の運動能力評価「あんぱんくらぶ」

　長野県長野市にあるダウン症「ひまわりの会」の会員の方々と一緒にダウン症児の運動能力評価「あんぱんくらぶ」を1回2時間ずつ，年に4回実施しています．2004年（平成16年）から実施し，2024年（令和6年）6月で81回目の開催になりました．新型コロナウイルス感染症（COVID-19）の流行で中止を余儀なくされた時期もありましたが，インターネットを用いて双方向のウェブ会議ツールで実施するなど工夫もしてきました．コロナ禍をのぞき，会場は 長野保健医療大学の広い講堂を使用させてもらい，評価スペースと運動スペースでのびのび活動しています．ダウン症児の参加者は延べ588名で，検査測定を行うボランティア参加の学生は延べ789名です．

　この運動能力評価の目的は「子どもたちの運動能力を測定して，時間の経過とともに変化する個別の発達を明らかにすること」「理学療法，作業療法，看護を学んでいる学生が子どもたちと触れ合う中で療育への興味をもち評価技術の向上を図ること」の2点が挙げられます．

　参加している子どもたちの年齢や運動発達は，生後数カ月でまだ首が据わっていない子どもから，階段の上り下りが自立している子どもまで発達の様子はさまざまです．歩行獲得前の子どもに対しては，寝返りや四つ這い移動，安定したお座りの指導を学生と一緒に筆者（山本）が行っています．また，歩行時に足部の外反扁平が生じる場合には，足部，足底板，靴のチェックも行っています．

　ダウン症の子どもたちと長野保健医療大学の学生のほかにも，近隣の病院の理学療法士，作業療法士，看護師などの医療専門職の方々が参加することがあり，学生の指導もしていただいています．また，保護者やきょうだいも一緒に参加していただいているので，毎回の参加者は30名前後になります．

活動の内容
①身長計測
②体重測定
③腱反射検査
④関節可動域測定
⑤他動運動に対する筋緊張検査
⑥歩行重心動揺検査
⑦階段昇降
⑧10m歩行時間測定，歩容観察
⑨20cm幅の平均台渡り

⑩バレーボール両手転がし，両手捕球

⑪500 g〜4,000 g の砂袋運び

⑫バランスボードやトンネルくぐりなどの「サーキット」遊び

⑬積み木や紙粘土を用いた「認知課題」

⑭風船バレーあそび

⑮アンパンマンたいそう

活動時の写真

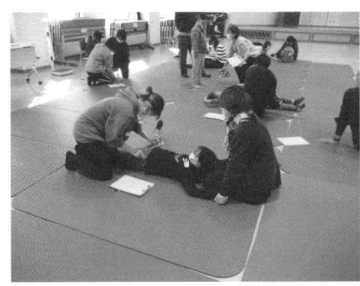 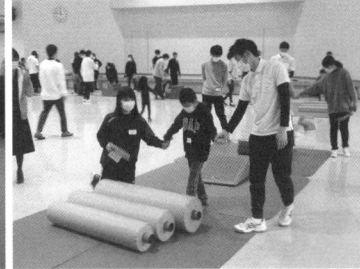 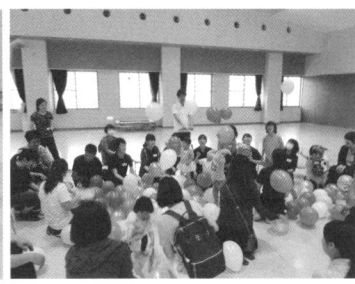

関節可動域検査　　　　　　バランス練習サーキット　　　風船あそび

　この活動は 2019 年（平成 31 年）に運動器の健康日本賞の優秀賞をいただき，新聞にも取り上げていただきました．

🌱 column 10

専門職連携（チーム医療）

医師，看護師，薬剤師，理学療法士，作業療法士，言語聴覚士，介護福祉士など多くの医療専門職が病院や施設には配置されています．これらの医療専門職がそれぞれの専門性を活かし，さらに互いを補いながら患者に関わることによって，バランスの取れた医療を行うことができるのです．

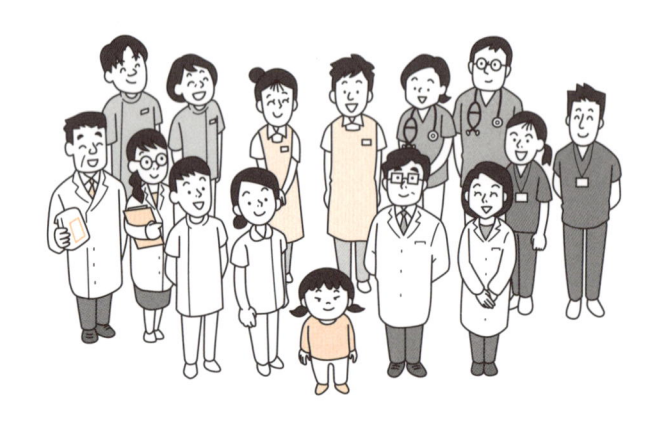

INDEX

文献一覧

第1章～第5章

引用文献

1) Trumble S：How to Treat People with Down Syndrome, Some Tips for Family Physicians Dr. M.B, B.S, Dip RACOG, FRACGP Senior Lecturer, 1993.

2) 上原茂樹：周産期診療における先天異常への対応－出生前診断のためのカウンセンリング．臨婦産 1998；52：987-994.

3) Sasaki A, et al：Equipoise of recent estimated Down syndrome live births in Japan. Am J Med Genet A 2019；179：1815-1819.

4) 日暮　眞，ほか：ダウン症　小児のメディカル・ケア・シリーズ第2版．医歯薬出版，1998.

5) 池田由紀江（監），菅野　敦，ほか（編）：ダウン症ハンドブック．日本文化科学社，2005.

6) 久保田孝文：DOWN症候群患者の歯科学的研究．九州歯会誌 1972；26：94-112.

7) 内閣府：平成26年度 高齢者の日常生活に関する意識調査結果：164.

8) 東京都医師会：高齢者の身体と疾病の特徴．介護職員・地域ケアガイドブック 2011：35-72.

9) 近藤達郎：ダウン症候群の成育．小児保健研 2015；74：781-785.

10) ダウン症候群の移行医療に関するタスクフォース：ダウン症候群のある患者の移行医療支援ガイド．日本ダウン症学会，2021.

11) 春日井宏彰，ほか：成人期知的障害者の加齢変化の特性に関する研究—質問紙を用いた調査による検討—．東京学芸大学紀要 総合教育科学系 2006；57：481-494.

参考文献

・池田由紀江（監），菅野　敦，ほか（編）：ダウン症ハンドブック　改訂版　—家庭や学校・施設で取り組む療育・教育・支援プログラム—．日本文化科学社，2013.

・向田久美子，石井正子（編）：新乳幼児発達心理学—もっと子どもがわかる好きになる．福村出版，2010.

・汐見稔幸，ほか（監）：はじめて出会う育児の百科［0～6歳］，小学館，2003.

・谷口興一，伊東春樹（編）：心肺運動負荷テストと運動療法．南江堂，2004.

・アメリカスポーツ医学会（編）：運動処方の指針．原著第6版，南江堂，2001.

・大伴　潔，大井　学：特別支援教育における言語・コミュニケーション・読み書きに困難がある子どもの理解と支援．学苑社，2011.

・竹内千仙：成人期を見据えたダウン症候群のある児への関わり．小児保健研 2020；79：2-9.

・ダウン症候群の移行医療に関するタスクフォース：ダウン症候群のある患者の移行医療支援ガイド．日本ダウン症学会，2021.

・水野誠司：ダウン症のある成人の健康管理．愛知県医療療育総合センター中央病院：成人期のダウン症者の健康管理指針．2019年5月24日改訂．

・山本良彦：Down症候群のある子どもへのリハビリテーション．小児科診療 2023；86：1067-1072.

column

引用文献

1) マイクロストーン株式会社ホームページ．https://www.microstone.co.jp/products/thewalking/

2) 古庄知己：どのような疾患・障がいをもっていても生き生きと暮らせる社会づくりを目指して．小児科診療 2023；86：1123-1132.

3）小島　悟，石川　朗，種村留美：理学療法・作業療法テキスト　運動学．中山書店，2012.

参考文献

・芳賀信彦：オーバービュー：ダウン症の現在．クリニカルリハ 2011；20：516-520.

・小穴慎二：ダウン症候群の生命予後．小児科 2009；50：211-218.

・Neumann DA，嶋田智明，ほか（監訳）：足関節と足部，筋骨格系のキネシオロジー．原著第2版，医歯薬出版，2012.

改訂第2版のあとがき

「ダウン症」をインターネットで検索すると，数え切れないほどの情報が見つかります．ダウン症のお子さんを持つご家族のブログや体験談など，とても役立つ内容のものが多いのですが，中にはダウン症の方を誹謗中傷するような心ないコメントや，偏見による間違った情報も目につきます．本書のねらいは，ダウン症の方の生活をリハビリテーション（発達支援）の側面から紹介することにあります．それによってダウン症についての理解を広げ，偏見や思い込みを少しでもなくし，出生前診断の結果を前向きにとらえる材料にしてもらうことができるようになれば良いと思っています．

それでは本書の内容について簡単にご説明いたします．

第1章はダウン症についての基礎的な知識を確認しています．ダウン症の全体像，病態，併存症などに関して解説しています．第2章は子どもの一般的な発達とダウン症児の発達を姿勢・移動運動，言葉，知能・情緒・社会性という側面から説明しています．第3章は幼児期・学童期における発達支援として，姿勢・運動，日常生活，食事，ことばの発達への支援について説明しています．第4章は青年期における自立支援，生活支援や社会参加の支援について説明しています．そして，第5章では適応障害を中心とした高齢期における支援について解説を加えました．最後は10のコラムです．やや専門的な内容も含まれますが，知っておくとためになる情報を集めました．

本書に記載された内容はダウン症の方が持つ特性のごく一部にしかすぎず，まだまだ十分とは言えません．また，今までのダウン症に関する書籍とは異なる切り口で書いたつもりでおりますので，不十分な内容やお気づきの点などがありましたら，是非ともご指摘くださいますようお願いいたします．そうやってさらにこの本を育てていただけると，本当にありがたく思います．

そして最後に，この本を出版する機会を与えてくださった診断と治療社の編集部の方々に感謝いたします．特にご担当いただいた妹尾英一様には，たびたび原稿の締め切りを過ぎてしまったにもかかわらず丁寧にご対応いただき，心より感謝しております．また，初版に引き続きイラストを担当していただいた松永えりか様には，常にイメージ通りのイラストを作成していただき感謝いたします．

そして，ダウン症の皆さん，これからも一緒に楽しくリハビリしていきましょう．

山本良彦

- **JCOPY** 〈出版者著作権管理機構 委託出版物〉
  本書の無断複写は著作権法上での例外を除き禁じられています．
  複写される場合は，そのつど事前に，出版者著作権管理機構
  （電話 03-5244-5088，FAX03-5244-5089，e-mail：info@jcopy.or.jp）
  の許諾を得てください．
- 本書を無断で複製（複写・スキャン・デジタルデータ化を含み
  ます）する行為は，著作権法上での限られた例外（「私的使用の
  ための複製」など）を除き禁じられています．大学・病院・企
  業などにおいて内部的に業務上使用する目的で上記行為を行う
  ことも，私的使用には該当せず違法です．また，私的使用のた
  めであっても，代行業者等の第三者に依頼して上記行為を行う
  ことは違法です．

イラストでよくわかる　楽しくはじめる

ダウン症リハビリテーションガイド改訂第2版　　ISBN 978-4-7878-2681-7

2024 年 9 月 20 日　改訂第 2 版第 1 刷発行

2013 年 12 月 25 日　初版第 1 刷発行
2017 年 12 月 20 日　初版第 2 刷発行

編　集　者	山本良彦（やまもとよしひこ）
発　行　者	藤実正太
発　行　所	株式会社　診断と治療社

〒 100-0014　東京都千代田区永田町 2-14-2　山王グランドビル 4 階

TEL：03-3580-2750（編集）　03-3580-2770（営業）

FAX：03-3580-2776

E-mail：hen@shindan.co.jp（編集）

eigyobu@shindan.co.jp（営業）

URL：https://www.shindan.co.jp/

本文イラスト	松永えりか（フェニックス）
印刷・製本	三報社印刷株式会社

© 株式会社　診断と治療社, 2024. Printed in Japan.　　　　　　［検印省略］

乱丁・落丁の場合はお取り替えいたします．